Die spinale Kinderlähmung

Eine klinische und epidemiologische Studie

von

Professor Dr. **Eduard Müller**,
Direktor der Medizinischen Universitäts-Poliklinik in Marburg

Mit Unterstützung von
Dr. med. M. Windmüller, Assistenzärztin der Poliklinik

Mit 21 Textabbildungen und 2 Tafeln

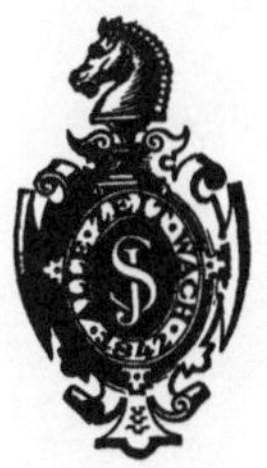

Berlin
Verlag von Julius Springer
1910

Additional material to this book can be downloaded from http://extras.springer.com

ISBN 978-3-642-50611-6 ISBN 978-3-642-50921-6 (eBook)
DOI 10.1007/978-3-642-50921-6

Softcover reprint of the hardcover 1st edition 1910

Inhaltsverzeichnis.

Inhaltsverzeichnis

Einleitung.

Das große Interesse, das man der spinalen Kinderlähmung jetzt allgemein entgegenbringt, ist leicht verständlich. Alle Zeitungen berichteten im Sommer und Herbst des vergangenen Jahres über das bedrohliche epidemische Auftreten dieser gefürchteten Erkrankung in verschiedenen Provinzen unseres Vaterlandes. Die Angst der Bevölkerung steigerte sich noch durch den unheimlichen Charakter dieses Leidens; es macht gerade die gesündesten und kräftigsten Kinder oft dauernd zum Krüppel.

Uns Ärzte stellt diese Epidemie vor schwere und ungelöste Aufgaben. Der Krankheitserreger ist noch nicht bekannt; über die Prophylaxe und Verbreitungsweise wissen wir nicht allzuviel und nichts absolut Sicheres. Ja selbst die klinischen Kennzeichen des Frühstadiums und die wechselnden Erscheinungsweisen des Leidens sind dem Gros der Ärzte kaum geläufig und in vielen wichtigen Einzelheiten weiterer Klärung bedürftig. In den Lehr- und Handbüchern ist zwar das Endstadium, die allbekannte schlaffe und atrophische Spinallähmung, erschöpfend beschrieben; über die akuten Phasen liest man jedoch nur wenig oder gar nichts und manchmal sogar Falsches. Die glänzende Beschreibung des Leidens, die wir dem hervorragenden schwedischen Forscher Ivar Wickman verdanken, ist weiten ärztlichen Kreisen unbekannt geblieben.

Als die ersten Meldungen über den Ausbruch der Epidemie aus Rheinprovinz und Westfalen kamen, lag bei den engen geographischen Beziehungen und dem lebhaften Verkehr unserer Heimatprovinz mit diesen infizierten Gebieten die Annahme nahe, daß die Epidemie auch auf Hessen-Nassau übergreifen würde. Im Bereich unserer Poliklinik wurde deshalb an der Hand der ausführlichen Schilderungen des Frühstadiums, die wir Wickman verdanken, auf das Vorkommen frischer Poliomyelitisfälle eifrig gefahndet und schon im Krankheitsbeginn bei allen diagnostisch auch nur einigermaßen unklaren, akut-fieberhaften Erkrankungen des Kindes — und Jugendalters eine wiederholte, eingehende Untersuchung des Nervensystems vorgenommen.

Unsere Vermutung erwies sich leider als richtig. Zunächst kamen im Monat September vorigen Jahres einzelne frische Fälle aus den westfälischen Grenzbezirken zur poliklinischen Untersuchung. Kurz darauf brach die Epidemie in dem Vororte Marburgs, Weidenhausen, und an einzelnen anderen Stellen Hessen-Nassaus aus.

Wir betrachteten es als Aufgabe der Marburger Poliklinik, zur Erforschung und Bekämpfung dieses Leidens beizutragen. Dazu war es vor allem notwendig, daß alle Fälle von spinaler Kinderlähmung in der für die anderen Infektionskrankheiten üblichen Form meldepflichtig gemacht wurden. Es mußte ferner der Poliklinik die Möglichkeit geboten werden, an Ort und Stelle mit Unterstützung der zuständigen Verwaltungs- und Medizinalbehörden Nachforschungen, vor allem über die Entstehungsursache und Einschleppung, sowie über die Art der Weiterverbreitung und die ersten Krankheitserscheinungen, anzustellen. Schon im Hinblick auf die Möglichkeit, daß trotz des epidemischen Auftretens die Zahl der Einzelfälle in unserer Provinz relativ gering blieb, mußte es endlich von Vorteil sein, wenn die Erforschung des Leidens möglichst von einer Zentralstelle aus geschehen konnte. Durch Verfügung des Herrn Ministers der geistlichen, Unterrichts- und Medizinalangelegenheiten vom 9. Oktober 1909 wurden auch der medizinischen Poliklinik zur Deckung der entstehenden Kosten ausreichende Mittel gewährt; außerdem erhielten die Landräte und Kreisärzte Anweisung, unsere Forschungsarbeiten nach Möglichkeit zu unterstützen.

Da die Kenntnis der fieberhaften Vorläufererscheinungen der Kinderlähmung und vor allem jener Verlaufsformen, die dem Lehrbuchschema nicht entsprechen, bei der großen Seltenheit frischer Poliomyelitisfälle in epidemiefreien Zeiten noch wenig verbreitet war, lag die Gefahr nahe, daß im wesentlichen nur die typischen Fälle gemeldet wurden und die scheinbar atypischen und vor allem die abortiven fast ganz der Beobachtung entgingen. Es ist deshalb die Möglichkeit gegeben, daß sich in solchen Sammelforschungen ein ganz falsches klinisches Bild einer Epidemie wiederspiegelt. Um dieser Gefahr zu begegnen, haben wir auf Anregung von Herrn Professor Brauer das folgende orientierende Rundschreiben verfaßt und an fast alle Ärzte Hessen-Nassaus versandt. In diesem Rundschreiben, welches das besondere Interesse der Ärzte auf die Erkrankung lenken und — wie gesagt — die Möglichkeit einer rechtzeitigen Diagnose verkappter Formen erleichtern sollte, wurde die Wichtigkeit eines genauen Studiums dieser Epidemie betont, sowie auf die vielgestaltigen Verlaufsformen der Kinderlähmung aufmerksam gemacht. Es lautete:

Marburg a. L., den 2. Oktober 1909.

Hochverehrter Herr Kollege!

Sie haben wohl schon den Tageszeitungen entnommen, daß in einzelnen Teilen Deutschlands — namentlich aber in Westfalen — die spinale Kinderlähmung epidemisch aufgetreten ist. In den letzten Wochen wurde auch in der med. Poliklinik zu Marburg eine Anzahl frischer Fälle von epidemischer Poliomyelitis festgestellt. Das Auftreten dieser unzweifelhaft kontagiösen Erkrankung ist von größtem praktischen und wissenschaftlichen Interesse; viele werden ja dadurch dauernd zum Krüppel. Die Voraussetzung für eine wirksame Bekämpfung dieses Leidens ist aber seine wissenschaftliche Erforschung. Unsere einschlägigen Kenntnisse sind jedoch noch sehr lückenhaft. Wir kennen weder den Krankheitserreger noch die genauere Art der Weiterverbreitung des Leidens; auch das diagnostisch oft unklare Symptomenbild des Frühstadiums ist weiteren ärztlichen Kreisen noch wenig bekannt. Wir wissen jetzt, daß die Poliomyelitis anterior nicht immer unter dem klassischen Bilde der akut einsetzenden schlaffen Muskellähmung mit nachfolgender Atrophie verläuft. Vielfach verbirgt sie sich anfänglich unter den Krankheitserscheinungen der Meningitis, ja der Gastro-enteritis und Influenza, der Polyneuritis, der Landryschen Paralyse und ähnlicher Krankheitszustände. Dies kommt eben daher, daß die Poliomyelitis anterior eine anscheinend spezifische Infektionskrankheit darstellt, die mit einer allgemeinen Infektion einhergeht und nicht immer nur zur Vorderhornerkrankung des Rückenmarks führt. Genaue histologische Untersuchungen haben ergeben, daß die Entzündungsherde sich nicht nur auf das Rückenmark oder gar allein auf die allerdings vornehmlich geschädigten Vorderhörner erstrecken, sondern — wenn auch meist in etwas geringerem Maße — im ganzen Zentralnervensystem zu finden sind. Schon daraus geht hervor, daß je nach der Beteiligung dieses oder jenes Abschnittes unter Umständen ganz verschiedene Symptomenbilder entstehen können. So kennen wir u. a. eine „bulbäre“ oder „pontine Form“, sowie eine „Encephalitisform“ dieses Leidens.

Eine kurze Übersicht über die in der letzten schwedischen Epidemie im Jahre 1905 beobachteten Verlaufsformen zeigt die großen diagnostischen Schwierigkeiten, die namentlich im Frühstadium der Erkrankung zu überwinden sind.

In Anlehnung an Wickmann, dem wir eine vorzügliche Beschreibung der Frühstadien verdanken, können wir folgende Formen unterscheiden.

1. Die bekannte spinale Form: Bei völliger Gesundheit erkranken die Kinder — das Leiden kommt übrigens auch bei Erwachsenen vor — mit Kopfweh, Nacken- und Wirbelsäulensteifigkeit, mit Erbrechen, Durchfall u. dgl., bis sich dann nach einigen Tagen die sich schnell entwickelnden charakteristischen Lähmungen zeigen.
2. Die tödlichen Fälle verlaufen meist unter dem Bilde der Landryschen Paralyse.
3. Nicht selten ist vornehmlich der Bulbus bzw. der Gehirnstamm befallen, sodaß die typischen Rückenmarkslähmungen fehlen und das Leiden sich in Form einer akuten bulbären Lähmung zeigt. So haben wir jüngst in der Poliklinik einen Fall beobachtet, der unter dem Bilde einer pontinen Facialislähmung verlief.
4. Die encephalitische Form: Cerebrale und spinale Kinderlähmung können anscheinend auf der gemeinsamen Basis desselben infektiösen Prozesses entstehen.
5. Die polyneuritische Form: Manche Fälle gleichen der peripherischen Neuritis.
6. Die meningitische Form: Meningitische Erscheinungen können die hauptsächlichste Äußerung der Infektion sein.
7. Nun gibt es noch abortive Formen, bei denen es gar nicht zu ausgeprägten Lähmungen kommt, sondern nur zu sehr geringen nervösen Krankheitserscheinungen, wie Verlust der Sehnenreflexe an den Beinen. Auch einen derartigen Fall haben wir beobachtet. Die Krankheit bestand anscheinend nur in einer akuten Gastro-enteritis, bis die genauere neurologische Untersuchung ergab, daß die Magendarmstörungen nur die Teilerscheinung der meist als spinale Kinderlähmung auftretenden spezifischen Infektionskrankheit waren.

Dies zeigt wohl zur Genüge, daß man die Poliomyelitis anterior acuta leicht übersehen kann, wenn man nicht bei jeder diagnostisch einigermaßen unklaren Erkrankung speziell auch an dieses Leiden denkt und genau auf das Verhalten der Motilität und der Reflexe (insbesondere an den Beinen) achtet.

Die med. Klinik und Poliklinik in Marburg betrachtet es nun als ihre Aufgabe, an der weiteren Erforschung dieses Leidens teilzunehmen. Sie wendet sich deshalb an Sie, hochverehrter

Herr Kollege, mit der ergebensten Bitte, uns von etwaigen Krankheitsfällen in Ihrer Praxis Mitteilung zugehen zu lassen und die Patienten wenn irgend möglich der med. Klinik zur Aufnahme zu überweisen; hierselbst ist eine Infektionsbaracke bereitgestellt. Der Leiter der Poliklinik beabsichtigt außerdem, an Ort und Stelle Nachforschungen über die einzelnen Krankheitsfälle einzuziehen, und bittet auch deshalb um Ihre Unterstützung. Falls die Einweisung der Patienten in die med. Klinik bzw. die ambulante Untersuchung in der Poliklinik nicht möglich ist, so wären wir Ihnen, hochverehrter Herr Kollege, zu großem Dank verpflichtet für genauere Notizen über die etwa von Ihnen behandelten Fälle, sowie über etwaige sonstige einschlägige Beobachtungen. Nur durch eine solche gemeinsame Arbeit wird es möglich sein, zur Klärung der zahlreichen strittigen Fragen auf diesem Gebiete beizutragen.

Mit bestem Dank im voraus und ausgezeichneter kollegialer Hochschätzung

Professor L. Brauer Professor Eduard Müller

Wir haben seit September vorigen Jahres auf diese Weise über 130 frische Poliomyelitisfälle in der ganzen Provinz Hessen-Nassau, sowie im Fürstentum Waldeck gesammelt und größtenteils persönlich am Erkrankungsort eingehend untersucht; statistische Verwertung haben jedoch hiervon in dieser Arbeit nur 100 Fälle gefunden. Es sind nur solche Poliomyelitisfälle gezählt, in denen schon typische spinale oder cerebro-bulbäre Lähmungsformen die Diagnose sicherstellten. Die sehr große Anzahl abortiver Fälle ist nicht eingerechnet, obwohl sie in dieser Studie gleichfalls eine ausführliche Berücksichtigung gefunden haben. Fast die Hälfte der Kinder steht noch jetzt unter ständiger poliklinischer Kontrolle. Ein kleiner Teil der Patienten war auch in der Infektionsbaracke der hiesigen medizinischen Klinik aufgenommen, die uns der Direktor der Klinik, Herr Professor Dr. Brauer, samt seinem gesamten einschlägigen Material in liebenswürdigster Weise zur Verfügung stellte.

Vorläufige klinische und epidemiologische Ergebnisse unserer Studien sind schon durch Vorträge und Diskussionsbemerkungen in Sitzungen des Marburger ärztlichen Vereins, durch ein Referat auf dem Verein südwestdeutscher Kinderärzte in Frankfurt a. M. und durch einen kurzen Aufsatz in der Münch. med. Wochenschr. Nr. 48, 1909 veröffentlicht worden.

Die folgende Darstellung entspricht einem ausführlichen Bericht an den Herrn Minister der geistlichen, Unterrichts- und Medizinalangelegenheiten über das Ergebnis unserer durch das Kultusministerium unterstützten Forschungsarbeiten in Hessen-Nassau.

Das gesamte Material wurde von uns selbst nur nach der klinischen und epidemiologischen Seite hin verarbeitet. Die Untersuchungen des Sektionsmateriales wurde durch den Direktor des hiesigen pathologisch-anatomischen Instituts, Herrn Professor Beneke, übernommen, während sich mit den ätiologischen und tierexperimentellen Studien die Herren Professor Dr. Bonhoff und vor allem Professor Dr. Römer am hiesigen hygienischen Institut befaßten. Diese Arbeitsteilung war schon bei der Vielseitigkeit der Aufgaben, die die Epidemie an uns gestellt hat, absolut erforderlich. Durch dieses ersprießliche Zusammenarbeiten der einzelnen Institute wurde überhaupt erst eine vollwertige Ausnützung des in Hessen-Nassau gesammelten Materials ermöglicht.

Die Studie trägt noch den Titel „Spinale Kinderlähmung“. Dieser Name gibt unzweifelhaft den häufigsten und vielleicht wesentlichsten Typus des Leidens am besten wieder. Er ist aber nichts weniger als erschöpfend. Vielfach handelt es sich gar nicht um eine spinale, sondern um eine bulbäre und gelegentlich sogar um cerebrale Kinderlähmung. Weiterhin befällt die Lähmung nicht nur Kinder, die allerdings weitaus am meisten gefährdet sind, sondern auch jugendliche und ausnahmsweise sogar erwachsene Personen. Endlich kommt es in zahlreichen abortiven Fällen überhaupt nicht zu deutlichen Lähmungen. Der gleiche Einwand gilt für den Namen „akute epidemische Kinderlähmung“. Jene spezifische Infektionskrankheit, die auch zur „Poliomyelitis anterior acuta epidemica“ führt, kann zwar häufig gröbere nervöse Ausfallserscheinungen verursachen; sie muß es aber nicht.

In dem Namen spinale Kinderlähmung liegt deshalb eine gewisse Gefahr. Der Name vernachlässigt nicht nur die cerebrobulbären Formen, sondern vor allem auch die abortiven Fälle, die hinsichtlich der Ausbreitung des Leidens viel gefährlicher als die typischen sind. Wir brauchen deshalb schon im Interesse der

Prophylaxe und der gesamten weiteren wissenschaftlichen Erforschung des Leidens einen Sammelnamen für die symptomatologisch vielgestaltigen, aber ätiologisch einheitlichen Krankheitsbilder.

Eine ätiologische Bezeichnung wäre zweifellos am besten. Das Virus ist aber bisher noch unbekannt, und es erscheint uns deshalb nach den Vorschlägen Wickmans wünschenswert, die verschiedenen klinischen Erscheinungsweisen jener zur „spinalen Kinderlähmung" führenden spezifischen Infektion unter der Bezeichnung Heine-Medinsche Krankheit (nach den Männern, denen wir die wichtigsten Kenntnisse auf diesem Gebiete verdanken) vorläufig zusammenzufassen.

Diese Studie soll im wesentlichen nur die eigenen Erfahrungen wiedergeben, die wir bei der Epidemie in Hessen-Nassau gesammelt haben. Sie verzichtet deshalb auf jede breitere Besprechung der Literatur und auf eine lückenlose Darstellung der Pathologie des Leidens, insbesondere des Reparations- und Endstadiums. Ihr Schwerpunkt liegt in den epidemiologischen Beobachtungen und in der klinischen Analyse der Frühstadien des Leidens.

Zahlreichen Kollegen, namentlich aber den Herren Kreisärzten, sind wir für die hilfsbereite Unterstützung bei unseren Forschungsarbeiten zu Dank verpflichtet. Großen Dank schulden wir auch dem Verlag für das außerordentliche Entgegenkommen, das wir auch hinsichtlich Druck und Ausstattung dieser Studie gefunden haben.

Experimentelle Affenpoliomyelitis.

In jüngster Zeit wurden unsere Kenntnisse über die Heine-Medinsche Krankheit außerordentlich gefördert durch das experimentelle Studium des Leidens. Wir verdanken diese Fortschritte, die bereits eine aussichtsreiche Grundlage auch für die prophylaktische Bekämpfung des Leidens geschaffen haben, in erster Linie den hervorragenden Arbeiten von Flexner und Lewis, Landsteiner und Levaditi, Leiner und v. Wiesner, und besonders von Paul H. Römer-Marburg.

Als Versuchstier scheint nur der Affe geeignet. Nachdem zuerst Landsteiner und Popper die experimentelle Übertragung des Leidens auf Affen glückte und Knöpfelmacher dies bestätigte, wurde die Möglichkeit einer künstlichen Züchtung d. h. die Übertragung von Affe zu Affe fast gleichzeitig von Römer in Deutschland, von Flexner und Lewis in Amerika und Landsteiner und Levaditi in Frankreich sichergestellt. Unter den Vögeln und Säugetieren erwiesen sich Tauben und Hühner, Gänse, Kanarienvögel sowie Mäuse, Meerschweinchen, Schafe, Ziegen, Pferde und Rinder als unempfänglich. Zweifelhaft war das Ergebnis bei Kaninchen. Die von Krause und Meinicke behauptete Empfänglichkeit dieser Tiere besteht nach Römer, Flexner und Lewis, Leiner und von Wiesner kaum zu Recht. Es ist trotz zahlreicher Bemühungen bisher nur ein einziger Fall sichergestellt, wo es im Anschluß an die Injektion des Virus bei einem Kaninchen ohne vorangegangene Lähmungen zu einem angeblich typischen pathologischen Befunde kam. Auch dieser Fall ist nicht einwandfrei, weil über das Ergebnis einer Weiterverimpfung Angaben fehlen. Genauere Angaben über die histologischen Befunde von Krause und Meinicke bei angeblich gelungener Übertragung von Poliomyelitis auf Kaninchen stehen zudem bisher aus. Man hat auch bei der Verimpfung von Teilen des Zentralnervensystems der an Poliomyelitis verstorbenen Kinder auf Tiere bisher zu wenig darauf geachtet, daß artfremde und noch dazu kranke Hirnrückenmarksubstanz schon an sich toxisch wirken kann. Der ziemlich plötzliche Eintritt schwerer nervöser Störungen erst geraume Zeit nach der Impfung spricht keineswegs gegen die Möglichkeit einer solchen rein toxischen und nicht infektiösen Erkrankung. In einem tödlichen Falle von Atoxylvergiftung, den wir in Breslau zu beobachten Gelegenheit hatten, setzten z. B. am 9. Tage nach der Injektion die Vergiftungserscheinungen ohne jede erkennbare Vorboten in Form schwerer epileptiformer Krämpfe ganz plötzlich ein. Die positiven Befunde von Krause und Meinicke über eine Verimpfung des Leidens durch Milz, Blut und Liquor cerebrospinalis der Kinder auf Kaninchen beruhen nach Römer auf Täuschung. Auch bei Affen ist die Impfung keineswegs regelmäßig von Erfolg; zur Übertragung sind jedenfalls erhebliche Quantitäten des Virus erforderlich. Es werden hierzu Emulsionen von kranker Hirnrückenmarksubstanz in Kochsalzlösung hergestellt und injiziert. Diese Impfung kann auf die verschiedenste Weise gelingen; intracerebrale, intraspinale, intraperitoneale, intravenöse, intra-

und perineurale, vielleicht auch subcutane Injektion des Virus und solche in die Lymphdrüsen hatten beim Affen Erfolg. Auch durch Verfütterung des Virus kann die Infektion zustande kommen, während Einreibungen in die unverletzte Haut ergebnislos waren.

Im Einklang mit unseren Erfahrungen beim Menschen beträgt die Inkubationsdauer beim Affen nach Römer mindestens 5 und durchschnittlich etwa 8—9 Tage. Sie kann allerdings insofern erheblich schwanken, als die Lähmungen, namentlich bei Übertragung von schwächerem und filtriertem Virus sich gelegentlich erst nach 3—4 Wochen einstellen können. Nach den Versuchen von Leiner und von Wiesner scheint das Virus, nach der Impfung rasch das Rückenmark zu erreichen, wenn auch die klinischen Erscheinungen von seiten des Zentralnervensystems sich erst später geltend machen.

Im großen und ganzen entspricht das klinische Bild der experimentellen Affenpoliomyelitis demjenigen des Menschen, von dem inkonstanten Fieber vielleicht abgesehen; es kommen vor allem neben schweren und rasch tödlichen Formen auch beim Affen abortive Fälle vor. Das Leiden beginnt bei den Tieren gleichfalls unter Leukopenie und Allgemeinerscheinungen. Sie sind meist matt und müde; die Freßlust nimmt ab. Vollständige Paralysen, die gleichfalls wie beim Menschen sich trotz der verschiedensten Übertragungsweise zuerst an den Beinen geltend machen und eine besondere Empfänglichkeit des Lumbosakralmarkes auch experimentell beweisen, entwickeln sich ebenso wie beim Menschen meist nicht ganz akut, sondern nach vorübergehendem Nachziehen der unteren Extremitäten. Die Lähmungen breiten sich ebenso wie bei den kranken Kindern nach Intensität und Extensität rasch aus; sie können dann gleichfalls wie in den letalen Fällen beim Menschen in Form der Landryschen Paralyse unter Atemlähmungen zum Tode führen. Auch bulbäre Facialisparesen wurden schon im Krankheitsbeginn beobachtet (Landsteiner-Stanesco, Leiner-v. Wiesner). Auch der experimentelle Nachweis residuärer schlaffer Lähmungen mit „degenerativer“ Atrophie und Entartungsreaktion steht noch aus.

Das Sektionsergebnis entspricht bei Affen im großen und ganzen demjenigen bei letalen menschlichen Fällen. Vor allem sind die Veränderungen im Zentralnervensystem typisch. An den inneren Organen fehlen wesentliche mikroskopische und makroskopische Veränderungen; nur bei etwas längerer Krankheitsdauer entstehen gern Bronchopneumonien.

Bei den Versuchen der Weiterzüchtung in vivo zeigt sich, daß das Virus fast nur am Zentralnervensystem haftet; es ist bisher niemals mit Sicherheit in den inneren Organen sowie im Blute nachgewiesen worden. Nur in Nasen- und Rachenschleim sowie vor allem in den Speichel kann es ebenso wie der Lyssaerreger übergehen.

Die Morphologie des gegen Kälte und Austrocknung sehr widerstandsfähigen, aber durch Hitze leicht abtötbaren Virus ist uns allerdings noch unbekannt; zweifellos handelt es sich aber um keinen leicht färberisch darstellbaren und leicht züchtbaren Mikroorganismus. Ob die von Levaditi, Römer und Bonhoff beschriebenen Körperchen für die epidemische Poliomyelitis spezifisch sind, bedarf auch nach Ansicht der Entdecker noch weiterer Bestätigung. Levaditi verimpfte Berkefeldfiltrate des Virus — dasselbe geht auch durch Chamberland- und Reichelfilter — auf Serumbouillon und fand eine nachträgliche, nicht bakterielle Trübung und in dieser Trübung ungemein kleine, schwer färbbare, ovale Körperchen. Auch Römer hat bei ultramikroskopischer Untersuchung (Dunkelfeldbeleuchtung) in Berkefeldfiltraten ganz ähnliche, gleichfalls rundlich-ovale, unbewegliche und sehr kleine Körperchen von sehr geringem Tiefendurchmesser gesehen. Bonhoff fand gleichfalls in den Kernen der Neurogliazellen eigenartige Einschlüsse, die sich nach der Lentzschen Modifikation der Mannschen Färbung gut darstellen ließen.

Es bedarf noch vergleichender Untersuchungen bei andersartigen krankhaften Zuständen des Nervensystems (nicht nur am gesunden Rückenmark) zum Nachweis dafür, daß diese Dinge für die Poliomyelitis spezifisch sind. Die Negrischen Körperchen bei der Lyssa und ähnliche Gebilde bei der Bornaschen Krankheit lassen allerdings solche Zelleinschlüsse auch bei der Kinderlähmung erwarten.

Es bestehen überhaupt ganz auffällige Analogien zwischen Lyssa und Poliomyelitis in ätiologischer, klinischer, pathologisch-anatomischer und experimenteller Hinsicht. Bei beiden Erkrankungen handelt es sich um ein bisher nur in vivo züchtbares, färberisch kaum darstellbares, filtrierbares Virus von hoher Glycerinwiderstandsfähigkeit. Es haftet ausschließlich am Zentralnervensystem und ist sonst fast nur im Speichel nachgewiesen. Auch das histologische Bild zeigt verwandte Züge. In klinischer Hinsicht ist die experimentelle Poliomyelitis der paretischen Form der Lyssa ähnlich, und in tödlichen Fällen verläuft auch die Poliomyelitis wie die Lyssa nach Art der Landryschen Paralyse. Das Virus kann bei beiden Erkrankungen bei intraneuraler Verimpfung anscheinend auf dem Wege der Lymphgefäße das Zentralnervensystem erreichen. Die Infektion bleibt auch bei der Poliomyelitis nach Unterbindung der zentralwärts gelegenen Abschnitte des geimpften Ischiadicus aus. In vitro findet bei beiden Erkrankungen eine Zerstörung des Virus durch das Serum immunisierter Tiere statt; eine Komplementbindungsreaktion fehlt bei beiden. Endlich besteht sowohl bei Lyssa als auch bei Poliomyelitis die Immunisierungsmöglichkeit durch subcutane Injektionen des Virus und damit auch bei der Kinderlähmung die Aussicht, bei bedrohlicher epidemischer Ausbreitung wirksame prophylaktische Schutzimpfungen vorzunehmen. Glücklicherweise ist allerdings die Prognose quoad vitam gänzlich verschieden. Wer an Lyssa erkrankt, stirbt fast stets daran, während die Mortalität bei der Kinderlähmung zwar größer ist, als man früher dachte, aber immerhin noch relativ gering bleibt. Für die Entwicklung einer Immunität nach einmal überstandener Erkrankung sprechen schon klinische Beweise. Wir haben in der Literatur, abgesehen von den Rezidiven in frischen Fällen, kein Beispiel einer Wiedererkrankung an Poliomyelitis gefunden. Auch Wickman sind solche Beobachtungen, wie er uns brieflich mitteilt, unbekannt; weiterhin schreiben Harbitz und Scheel: „Es scheint durchgehend so zu sein, daß ein Distrikt, der ein Jahr heimgesucht wurde, im nächsten Jahr frei zu sein scheint.“ Die experimentellen Erforschungen bestätigen dies. Nach Flexner-Lewis und Römer schützt beim Affen die erste Infektion wenigstens nach einer gewissen Zeit — etwa 4 Wochen — vor der neuen Erkrankung und zwar auch dann, wenn die Impfung zunächst nur zu abortiven Formen geführt hat. Es ist vielleicht nur noch eine Frage der Zeit, daß ein geeignetes, ungefährliches Vaccinationsverfahren gefunden wird, das vor der Infektion mit dem Virus der Heine-Medinschen Krankheit bei Epidemien zu schützen imstande ist.

Pathologische Anatomie und Pathogenese.

Eine ausführliche Darstellung der pathologisch- anatomischen Veränderungen bei der Heine-Medinschen Krankheit liegt nicht im Rahmen unserer Studie. Eine kurze Besprechung der Sektionsbefunde erfolgt nur, um die pathologisch-anatomische Übereinstimmung der Epidemie in Hessen-Nassau mit dem als charakteristisch anerkannten makroskopischen und mikroskopischen Bilde der Kinderlähmung ganz allgemein, und die autoptische Bestätigung der klinischen Diagnosen im besonderen zu beweisen. Auch die Erklärung des Symptomenbildes im Frühstadium verlangt eine Skizzierung des pathologisch-anatomischen Prozesses.

Unter den 16 tödlichen Fällen gelangten nur 7 zur Sektion; dieselbe wurde von dem Direktor des hiesigen pathologisch-anatomischen Instituts, Herrn Professor Beneke, vorgenommen. Die Sektionsprotokolle mit kurzen histologischen Befunden wurden uns in liebenswürdigster Weise von Herrn Professor Beneke, der späterhin über seine Erfahrungen ausführlich berichten wird, zur Verfügung gestellt. Die Fälle sind folgende:

I. **Philipp Pf., 2 Jahre** alt, aus Marburg.

Keine Nervenkrankheiten in der Familie, Eltern und zwei Geschwister sowie das verstorbene Kind selbst früher stets gesund. Vater ist Gastwirt; in seinem Wirtshause verkehren sehr viel Leute aus Weidenhausen, das schwer infiziert ist.

Das Kind erkrankte am 4. Oktober — vor ungefähr 14 Tagen — mit Mattigkeit, Appetitlosigkeit, blassem Aussehen. Die Mutter gibt an, daß vor etwa 2 oder 3 Wochen einmal ein Ausschlag am Körper ohne jede andere krankhafte Erscheinung (auch kein Fieber!) bestanden hat.

Dieser Zustand hielt bis zum 16. Oktober an. An diesem Tage trat gegen Abend plötzlich hohes Fieber ein. Das Kind erbrach einmal; auffallend viel Gähnen, Zähneknirschen, große Unruhe während der ganzen Nacht. Kopf wurde steif gehalten, konnte nur mühsam und unter Schmerzäußerungen bewegt werden. Während der Nacht häufig Zuckungen durch den ganzen Körper. Das Kind war *sehr empfindlich beim Anfassen,* besonders bei jeder Bewegung und Berührung des Kopfes. *Auffallend starkes Schwitzen.* Leichte Blasenstörungen.

Untersuchung am 18. Oktober (2 Tage nach Beginn der jetzigen Erkrankung): Kind liegt apathisch und regungslos im Bett. Starker Herpes labialis. Beiderseits nystagmusartige Zuckungen in den seitlichen Endstellungen. Conjunctivalreflexe beiderseits sehr schlecht; links starker Lagophthalmus und beginnende Keratitis e lagophthalmo. Linke Pupille enger als rechte, Reaktion vorhanden. Augenhintergrund o. B.

Linksseitige peripherische Facialislähmung, vielleicht auch rechts Andeutung von Facialisparese. Keine Anhaltspunkte für Ohrerkrankung, Eiterung usw. Auf Klopfen und lauteres Geräusch hin ist manchmal die Neigung vorhanden, den Kopf und die Augen nach der Seite zu drehen, woher das Geräusch kommt.

Lippen trocken, borkig. Zunge, Rachenorgane o. B. Nach Angabe der Mutter kann das Kind seit gestern nicht mehr schlucken.

Herz o. B. Lungen frei, nur hinten rechts abgeschwächtes Atemgeräusch.

Abdomen sehr weich, Bauchdeckenreflexe vorhanden. Das Kind kann sich jedoch heute, nach Angabe der Mutter vielleicht schon gestern, nicht mehr im Bett aufrichten.

Alle Extremitäten hypotonisch. Die emporgehaltenen Arme und Beine fallen bald schlaff herab. Eine ganz grobe Extremitätenlähmung fehlte jedoch im Anfang. Sehnenreflexe an den Beinen sehr lebhaft. Fußsohlenreflexe beiderteits vorhanden, rechts lebhafte Neigung der großen Zehe zur Dorsalflexion. Cremasterreflexe auslösbar.

Nach der poliklinischen Untersuchung wird das Kind sofort nach der Baracke der medizinischen Klinik geschafft. Unter zunehmender Somnolenz gegen 5 Uhr des nächsten Tages (19. Oktober) *Exitus.*

Rachenausstrich ergab hauptsächlich Pneumokokken, mäßig reichlich Staphylococcus aureus, spärlicher Staphylococcus albus.

Autopsie: Körperlänge 93 cm.

Sehr kräftiges großes Kind, schlaffer blasser Körper, weicher Leib von normaler Konfiguration; Reste von eingetrocknetem Herpes am Mund, sonst kein Ausschlag; auf eine Eiterpustel an der rechten Hand wurde nicht geachtet.

Kopfhaut normal. Galea trocken, Temporalmuskeln ebenso; Erect. trunci, Glutaei auffallend schlaff, weich, trüb, hellgrau-gelblich, Augen, namentlich das linke, ziemlich stark hervortretend. Cornea beiderseits eingesunken, trocken.

Die Trommelhöhle und die Nasenhöhle zeigen makroskopisch durchaus normale Färbung der Schleimhaut. Tonsillen konnten nicht untersucht werden. In dem Pharynxschleim (obere Abschnitte) zahllose Kokken (darunter Pneumokokken, aber keine kleineren Diplokokken). Herz normal, nur etwas weich. Muskelfasern braun, etwas hyalin verdichtet, sonst o. B. Lunge mäßig stark hyperämisch, sonst o. B. Milz eher welk, nicht quellend, glatte, etwas einsinkende Schnittfläche, blaßgrau, rot mit zahllosen Follikeln erheblicher Größe. Etwas fleckige Zeichnung der Oberfläche. Nieren normal, mäßig blutreich. Leichte Trübung der Tub. cont. Epithelien sonst o. B. Leber blutreich, feucht, frei von Herderkrankungen, auch keine anämischen Herde.

Im Magenschleim einige braunschwarze Flocken. Schleimhaut durchaus normal, keine Stigmata, nur mäßige diffuse Rötung. Darm normal, desgleichen Mesenterialdrüsen.

Die Rückenmuskulatur und die Glutaei zeigen auffallend weiche, trübe und schlaffe Beschaffenheit. Ausgesprochene feinkörnige Degeneration der meisten Muskelfasern in verschiedenen Stadien. Die degenerierten Fasern färben sich mit Löffler blaß, die normalen tiefblau. Keine Kernveränderungen, keine Leukocyten, keine Wachsschollen. Körnchen liegen deutlich zwischen den Scheiben, färben sich nicht mit Jod.

Hyperämie der Plexus und Tela choiroidea.

Kleinhirn und Pons ebenfalls hochgradig hyperämisch. Alle grauen Teile tief rosagrau.

Rückenmark von hochgradig ödematösem periduralem Gewebe umgeben. Durainnenfläche normal. Von Med. oblg. bis zur Cauda herab überall die gleiche pralle Beschaffenheit, dunkelrosa Färbung der grauen Substanz und Quellung der feuchten Markmasse. Keine makroskopische Herderkrankung. An der Stelle der Lumbalpunktion ein kleiner, frischer, extraduraler Blutungsherd, sonst nichts Besonderes.

Mikroskopische Untersuchung des Rückenmarks:

1. Lendenmark: An der Pia, namentlich in den vorderen Abschnitten, ein charakteristisches Infiltrat aus Rundzellen mit glatten gelappten oder mehrfach zerfallenen Kernen. Das Infiltrat zieht im Sulcus anterior in den Gefäßscheiden zum Rückenmark; normaler Zentralkanal. Homogene Blutfüllung der Vorderhorngefäße, starke capilläre Hyperämie. Ganglienzellen der Vorderhörner vielfach gut erhalten. Starkes Infiltrat des rechten, sehr geringes des linken Vorderhorns. Die Infitratzellen sind Lympho- und z. T. auch Leukocyten. Wenige Ganglienzellen zeigen Zerfallserscheinungen; in der anstoßenden weißen Substanz rasches Abklingen der Entzündung.

2. Dorsalmark: Ähnliche Zustände, starke rechtsseitige Erkrankung. Auch in den Hintersträngen mehrfach Infiltrate der Adventitia der Gefäße.

3. Cervicalmark: Beide Vorderhörner stark erkrankt, sehr bedeutende Zellinfiltration. Ödem der Vorderhörner; viele Ganglienzellen gut erhalten. Gefäßwandinfiltrate auch in den hinteren Rückenmarksteilen.

4. Oberstes Cervicalmark: Sehr starkes Infiltrat, auch im Gebiet der Pyramidenbahnkreuzung bis zu absceßähnlicher Herdbildung.

5. Medulla oblongata: Hochgradige Infiltration von Arterien und Venen. Ödem am Boden des Ventrikels. Hier und da zerfallende, auch von Leukocyten angegriffene Ganglienzellen.

6. Kleinhirn: Leichte Infiltrate der Pia, namentlich um die Gefäße herum. In der weißen Markmasse hier und da infiltrierte Gefäße.

7. Großhirn: a) Gebiet der großen Ganglien hier und da etwas Ödem; ganz kleine Zellinfiltrate im Gewebe aus Rund- oder gelapptkernigen Wanderzellen. Ganglienzellen in solchen Gebieten intakt.

b) Rinde: Blutreiche Pia, vielfach homogene Blutfüllung in der Rindensubstanz. Das Piagewebe stark ödematös, überall Wanderzellen, auch in den tieferen Schichten, namentlich um die Gefäße herum. Periadventitieller Lymphraum oft stark dilatiert. Infiltrate der Gefäßscheiden sehr geringfügig, aber doch nachweisbar. Keine sicheren Herderkrankungen.

Ependymflüssigkeit mit mikroskopisch wenig Blutkörperchen und abgestoßenen Ependymzellen.

Bakteriologische Untersuchung: Nach Mitteilung des Herrn Prof. Bonhoff sämtliche mit Gehirn und Spinalflüssigkeit angelegten Kulturen steril.

H. **Heinrich R., 3 Jahre,** aus Schweinsberg.

Eltern und Geschwister vor und während der Krankheit des Kindes gesund. Der Knabe selbst hat bis zu seiner Erkrankung die Kinderschule in

Schweinsberg besucht; sonst fehlt jeglicher Anhaltspunkt für eine Infektionsmöglichkeit.

Das Kind erkrankte am 11. Dezember mit hohem Fieber, Kopfschmerzen, Appetitlosigkeit, Erbrechen. In der nächsten Nacht unruhiger Schlaf, häufig Zusammenfahren und Schreien. Der Kopf wurde nach hinten, der Rücken ganz steif gehalten. Es bestanden starke Schmerzen beim Anfassen. Erscheinungen von seiten des Respirations- und Darmtractus, sowie Schweiße fehlen.

Untersuchung am 12. Dezember in der Barake der Medizinischen Klinik. Auffällige Dermographie am ganzen Körper. Augen und übrige Hirnnerven o. B. Schlucken erschwert, Rachenorgane o. B.

Wirbelsäule und Kopf werden absolut steif gehalten. Abdomen weich.

Vielleicht Lähmung der rechten Schultermuskulatur; linker Arm und beide Beine normal. Sehnen- und Hautreflexe an Beinen auslösbar. Positiver Kernig.

Am Tage nach der Untersuchung noch starke Kopfschmerzen; Steifigkeit im Nacken und Rücken noch ausgesprochener. Gegen Mittag plötzlicher Erstickungsanfall mit Pulslosigkeit und Cyanose. Der Kopf fiel schlaff auf die rechte Seite. Über der rechten Lunge hinten unten Dämpfung. Gegen Abend grobes Trachealrasseln. Lähmung der Atemmuskulatur. Röntgenologisch nur noch linksseitige Zwerchfellatmung. Auf Sauerstoffeinatmung hin Puls etwas besser. Später jedoch wieder Erstickungsanfall. Reflexe an den Beinen und Armen erloschen, Bauchdeckenreflexe vorhanden. Am Abend Exitus an Atemlähmung. Zuvor noch als therapeutischer Versuch Lumbal- und Hirnpunktion.

Autopsie am 14. Dezember:

Sehr großes kräftiges Kind, ausgeprägtes Fettpolster, kräftige Muskulatur, Haut im ganzen blaß.

Muskulatur kräftig, ohne Degeneration.

Lungen: Pleurae frei. In beiden Lungen bestehen mehrfach ausgedehnte Atelektasen. In den Bronchien ist reichlich schaumiger, gelbbrauner Schleim. Die Schleimhaut kaum gerötet. Halsorgane o. B. Milz mittelgroß, prall, fest, tief schwarzrot.

Leber klein, weich, schlaff, ziemlich blutreich, etwas trübe. Nebennieren schmal, lang, weich. Nieren blutreich, sonst normal. Der Magen enthält reichlich gelbbraunen dicken Schleim und mehrfach schwarze Blutfädchen. Die Mucosa zeigt mehrere deutliche Stigmata; sie ist etwas gerötet.

Die gesamte Darmmucosa bietet das Bild deutlicher Follikelanschwellung, z. T. mit Rötung. Pankreas o. B. Urogenitaltractus o. B.

Das Rückenmark wird uneröffnet herausgenommen (zu Impfzwecken). Auf dem Querschnitt erscheint die graue Substanz deutlich rötlich verfärbt. Die weiße Substanz etwas quellend und feucht. Die Dura über dem Gehirn gespannt. Über dem rechten Parietallappen ist an der Konvexität eine erhebliche Blutmenge im Umkreis von etwa Fünfmarkstückgröße. Das Gehirn im ganzen sehr blutreich; die weiße Substanz zeigt einen diffusen leicht rosa Ton. Die Ventrikel sind leer, nicht erweitert. Der Pons deutlich hyperämisch.

Mikroskopisch im verlängerten Mark: Subependymär sind die Gefäße mäßig, aber deutlich von Exsudatzellen umgeben. In den etwas tiefer gelegenen Abschnitten finden sich typische Herde mit z. T. langgestreckten und zerfallenen Zellkernen. Manche derselben sind ziemlich groß. Die zufällig eingeschlossenen Ganglienzellen zeigen Zerfallsstadien, auch Leukocytenanlagerung. Im Gebiet der Olive, wie überhaupt der tiefer gelegenen Abschnitte, keine Herde mehr.

Pons: Die Pia basalis enthält vermehrte Zellen, die Infiltration der Blutgefäße in der Pia tritt nirgends hervor, dagegen zeigt sie sich in manchen Gebieten des Pons, namentlich aber in der Umgebung des Aquaeductus und vordersten Abschnittes des 4. Ventrikels stark. Hier finden sich auch homogene Gefäßausfüllungen, sowie mehr oder weniger ausgedehnte Herde. Wanderzellen sind in den nicht herdförmig befallenen Teilen nur ganz vereinzelt.

Kleinhirn: Die Pia zeigt nichts Auffälliges oder nur hier und da einmal ganz geringe Zellinfiltration. Kleinhirnrinde und Mark frei von entzündlichen Erscheinungen.

Ganglien des Großhirnstammes: Hier und da (namentlich subependymär) leichtes Ödem, ferner geringe Gefäßscheideninfiltrate. An einzelnen Stellen Herderkrankungen angedeutet.

Milz: Zeigt sehr kräftige Follikel mit breiten Keimzentren. In diesen finden sich sehr ausgeprägt verzerrte, oft langgezogene, auch zerfallene Kerne, aber keine eigentlichen Nekrosen. Hier und da einmal kleine hyaline Schollen.

Pathol.-anat. Diagnose: Poliomyelitis acuta, Lungenatelektase; Gastritis catarrh. acuta; Stigmata ventric.; follikulärer Darmkatarrh.

III. **Karl Schn., 2¾ Jahre** alt, aus Marburg.

Keine Nervenkrankheiten in der Familie. Eltern und übrige Kinder vor und während der Erkrankung des Patienten gesund. Das Kind selbst war bis auf Klumpfuß, der vor einiger Zeit operiert wurde, und Furunkulose, die nach dem Impfen eintrat, niemals krank. Es besuchte eine Kinderschule, wo es mit Kindern aus dem infizierten Weidenhausen zusammenkam. Vor einigen Wochen traf die Mutter des Knaben eine Frau mit ihrem Kinde, das vor einigen Monaten Kinderlähmung hatte. Der Vater des Pat. ist Schuhmacher und hat einen offenen Laden, gibt aber an, daß er nicht für Familien, wo Kinderlähmung herrscht, in letzter Zeit gearbeitet hat, und daß er niemals Besuch aus infizierten Gegenden hatte oder selbst dorthin gereist ist.

Das Kind erkrankte am 22. November (vor 2 Tagen) mit hohem Fieber und Schüttelfrost; lebhaftes Phantasieren, große Unruhe. Kein Schlaf, zuweilen Zuckungen und Hochfahren im Bett.

Nach Angabe der Mutter bestanden *starke Schweiße.* Das Kind *jammerte laut beim Anfassen,* „es konnte sich nicht rühren", weinte besonders, wenn es auf den Topf gesetzt wurde. Das Kind ließ auch seit gestern auffallend wenig Urin, es konnte nicht mehr allein stehen und gehen, fiel beim Herausnehmen und Hinstellen um, war überhaupt *„ganz schlapp wie ein Lumpen".*

Untersuchung am 24. November: Große Blässe, apathisches Wesen, Augen- und sonstige Hirnnervenstörungen fehlen.

Leichte Bronchitis, beschleunigte Herzaktion.

Der Leib ist auffallend weich. Das Kind kann nicht allein sitzen. Bauchdeckenreflexe schwach auslösbar.

Armbewegungen frei, lebhaftes feinschlägiges Zittern in den Händen, auch in der Ruhe. Kind kann weder stehen noch gehen, knickt ein, fällt hin. Rechts angeborener operierter Klumpfuß. Sehnenreflexe sind jedoch noch beiderseits auslösbar, Fußsohlenreflexe vorhanden.

Bei jeder Berührung und Bewegung der Beine Schmerzäußerung. — Leukopenie.

Am 25. November: hohes Fieber (39,5); große Unruhe und allgemeine Hinfälligkeit.

Sehr blaß. Apathie. Nasenflügelatmen; kein Herpes; keine Membranen im Rachen; keine besonderen Drüsenschwellungen am Halse.

Links hinten unten tympanitisch-gedämpfter Lungenschall; daselbst Bronchialatmen bei erhaltenem Stimmfremitus; starke allgemeine Bronchitis mit sehr dyspnoischer Atmung; dabei jedoch nur Nasenflügelatmen und Luftschnappen, aber keine erkennbare Intercostalatmung; anscheinend nur Zwerchfellatmung. — Leib weich, mäßig meteoristisch, fehlende Bauchdeckenreflexe.

Alle Extremitäten hypotonisch, jedoch keine grobe lokale Lähmung; Sehnenreflexe überall schwach.

Lumbalpunktion: Reichlich klarer, steriler Liquor mit spärlichen Lymphocyten im Zentrifugat.

Gegen Abend bei freiem Bewußtsein (konnte nicht mehr schreien) Exitus.

Autopsie am 29. November:

$2^3/_4$ Jahr altes kräftiges großes Kind, blaß. Mäßige Klumpfußstellung, leichte Rachitis, weiche Muskeln.

Sektion der Brusthöhle von hinten her: Herz kräftig, nicht merklich degeneriert. Linke Lunge im Oberlappen normal, etwas gebläht; im Unterlappen vollkommen graurot, pneumonisch infiltriert. Bronchien enthalten etwas eitrigen Schleim; rechte Lunge normal (durch Abtasten konstatiert).

Milz normal groß, etwas feucht; Nieren normal gefärbt und gezeichnet. Mikroskopisch o. B. Das Blut der linken Lungenvenen enthält neben Diplococc. lanceol. ziemlich reichliche, durch Löffler nicht färbbare, spirochätenartige Gebilde, einige Streptokokken ähnlich, gekörnt, von leichter krümmender Beweglichkeit, ferner einige ovale, graue Gebilde mit ungemein lebhaftem Körnertanzen, alle vollkommen erhalten. Leukocyten sind frei von Körnertanzen; nur die ganz gleich großen Bildungen zeigen dasselbe; sie enthalten im Gegensatz zu den Leukocyten keine Fettkörner. Blutkörperchen normal; im Bronchusinhalt reichlich und ausschließlich Diplokokkus Fränkel. Milzblut und Herzblut frei von jenen spirochätenartigen und ovalen Gebilden, ebenso das Rückenmark.

Das Lungengewebe zeigt, auch wo es nicht entzündet ist, vielfach auffallend reichlich gelapptkernige Leukocyten in den Capillaren. In den Entzündungsgebieten sind die stark dilatierten Blutgefäße dagegen geradezu leukocytenarm. Das Blut enthält in den größeren Lungenvenen und Arterien weit mehr Lymphocyten, nur ganz vereinzelte Leukocyten. Das pneumonische Infiltrat ist dagegen leukocytenreich, im ganzen mehr serös als eitrig.

Herz: Muskulatur ohne Besonderheiten, keine Infiltrate.

Milz: Follikel auffallend stark vergrößert. Infiltration; breite Keimzentra mit auffallend stark verzerrten und zerfallenen Kernen. Die Peripherie der Follikel ist ziemlich frei von Zerfallserscheinungen. Manche Follikel enthalten, aber fast nur große zerfallende Keimzentra und besitzen fast gar keine peripheren Höfe. Pulpagewebe hyperämisch, im allgemeinen etwas zusammengefallen, zellarm.

Nieren: Nur geringe Reizerscheinungen an den Tubuli contorti, sonst nichts Auffälliges.

Im Duralraum wenig Flüssigkeit. Rückenmark ziemlich prall, weiße Substanz normal, graue deutlich überall gerötet (zur Hälfte an Professor Römer).

Brustmark: Das Infiltrat der Pia ist gering, in der Scheide der Gefäße des vorderen Spaltes stärker, am stärksten in den Gefäßstämmen der grauen Substanz der Vorderhörner und in den vorderen Abschnitten der Seitenstränge. Der Zentralkanal ist normal. Beide Vorderhörner sind diffus infiltriert, schmal und zeigen nur noch ganz geringe Trümmer von Ganglienzellen. In der Nähe deutliches Ödem. Die Clarkeschen Säulen sind völlig frei, ihre Ganglienzellen normal. In der weißen Rückenmarksubstanz Herderkrankung; Ganglienzellen sind meist gar nicht mehr zu finden in den Vorderhörnern. Diejenigen, welche noch vorhanden sind, zeigen bisweilen normales Aussehen.

Pathol.-anat. Diagnose: Poliomyelitis acuta, Pneum. lob. inf. pulm. sin.; Bronchitis purulenta.

IV. **Wilhelm P.** aus Weifenbach bei Biedenkopf; $^3/_4$ **Jahre**. Aufnahme in die med. Klinik (Baracke) am 6. Dezember 1909.

Bisher einziger Fall von Kinderlähmung in dem betreffenden Ort. Eltern und 3 Geschwister vor und während der Erkrankung des Pat. gesund. Am 27. November hatte das Kind einen Karbunkel am Halse, der ohne ärztliche Behandlung zurückging. Das Kind wird von der Mutter gestillt und war sonst immer gesund. Der Vater ist Telegraphenarbeiter und kommt viel in der Gegend herum; sonstige Infektionsmöglichkeiten nicht nachweisbar.

Das Kind erkrankte am 2. Dezember *(vor 4 Tagen)* mit hohem Fieber, Erbrechen, schlechtem Appetit, großer Schläfrigkeit am Tage und Unruhe in der Nacht. Nach Angabe der Eltern war das Kind „verschleimt" und hatte einmal Durchfall. In der nächsten Nacht traten Krämpfe auf, wobei die Augen verdreht und der Mund nach der rechten Seite verzogen wurde. Keine Nackensteifigkeit. *Überempfindlichkeit,* insofern als das Kind sich beim Anfassen abwandte und krümmte; es konnte aber nicht mehr schreien. Starkes Schwitzen, namentlich am Kopf; läßt Urin unter sich.

Untersuchung am 5. Dezember: Augen o. B. Verzieht den Mund nach rechts. Schlucken nur mühsam; Bronchitis. Sonstige Organe o. B.

Abdomen weich, Bauchdeckenreflexe fehlen, Cremasterreflexe nicht auslösbar.

Hypotonie sämtlicher Extremitäten, Lähmung beider Arme und Beine. Sehnenreflexe überall erloschen.

Die Lumbalpunktion ergibt 12 ccm klarer, steriler Flüssigkeit; Drucksteigerung. Im Zentrifugat vereinzelte Lymphocyten.

Am Tage nach der Untersuchung keine Besserung des Zustandes; „kolossale Verschleimung“. Große Atemnot; während der Nacht Erstickungsanfälle, so daß künstliche Atmung gemacht werden mußte.

Am nächsten Tage (8. Dezember) der Puls leidlich, ausschließlich Zwerchfellatmung. Nach einer zweiten Lumbalpunktion bessert sich die Herzaktion. Gegen Abend zunehmender Verfall. Die Atmung setzt vorübergehend aus, Exitus an Atemlähmung.

Autopsie am 7. Dezember 1909:

Kräftiges, normal gebautes Kind, starke Hypostase. Ausgeprägte, ziemlich kräftige Leichenstarre; am Rücken und in der Lendengegend Punktionsnarben. Muskulatur des Rückens trocken und weich (extradurales Bindegewebe ziemlich stark ödematös).

Situs der Bauchorgane normal.

Milz klein, etwas welk, blutreich. Thymus kräftig entwickelt, im Herzbeutel klare Flüssigkeit; Herz mit Coagulis prall gefüllt. Resistenz des Herzens kräftig, Farbe dunkelgraurot. Degeneration nicht nachweisbar. Linke Lunge stark hyperämisch, namentlich im Unterlappen, weich, überall lufthaltig. Bronchien enthalten etwas Schleim; Schleimhaut blaß.

Rechte Lunge fast total atelektatisch. Zugehörige Bronchien ohne auffällige Schleimfüllung; ihre Schleimhaut blaß.

Parotis vollständig normal.

Halslymphdrüsen normal.

Tonsillen klein, ohne eine Andeutung von Entzündung, ebenso Zungengrund und Rachen.

Larynx und Trachea normal.

Thyreoidea normal.

Erst die obersten Abschnitte des Pharynx etwas geschwollen, Nasenschleimhaut kaum merklich gerötet, aber mit Eiter bedeckt. Schwellung der unteren Muschel ziemlich stark, nach oben hin eitrig-schleimiger Katarrh noch etwas zunehmend. Oberster Abschnitt der Nasenhöhle, namentlich am Septum, zeigt nur sehr wenig Schleimhautrötung.

Der Darm ist mäßig stark gebläht, in den tieferen Abschnitten eine postmortale Invagination.

Aus dem Magen entleert sich reichlich leicht schwarzgefärbter Schleim; ganz vereinzelte Stigmata; kein eitriger Belag; die Schleimhaut ist leicht getrübt. Duodenalschleimhaut stark verdickt, anscheinend durch Schwellung der Brunnerschen Drüsen; im oberen Teil des Jejunums leichte fleckige Rötung, mit trockenem Chylus gefüllt. Schleimhaut nicht geschwollen, die Peyerschen Haufen des Ileums, ebenso die Solitärfollikel zeigen jedoch eine leichte Schwellung, am stärksten unmittelbar oberhalb der Klappe. In diesem Gebiet sind auch die zugehörigen Mesenterialdrüsen deutlich verdickt. Der Dickdarm zeigt ausgeprägte Schwellung der Follikel und diffuse Rötung der Schleimhaut.

Darm: stark entwickelte Follikel. Keimfollikel auffallend groß, mit sehr reichlichen gelappten und verzerrten Kernen durchsetzt, welche in den Lymphocytenräumen der Follikel fehlen. Die größeren Lymphgefäße stellenweise mit Lymphocyten prall ausgefüllt.

Processus vermiforis: ähnliche Verhältnisse wie im Ileum; sehr starke Follikel, hochgradige Ausfüllung aller Lymphbahnen mit Zellen, Keimzentra reich an Wanderzellen.

Die Nebennieren sind schmal und blaß, die Nieren blutreich, tiefrotgrau, prall, ohne deutliche Degeneration.

Leber klein, die Schnittfläche etwas trüb und trocken. Mikroskopisch: Geringe Zellenanhäufung im interstitiellen Gewebe; anscheinend leichte Vermehrung der Wanderzellen, welche auch hier wieder die auffällige Neigung zur Bildung langgestreckter Kernformen aufweisen. Keine Herderkrankungen.

Lymphdrüsen (mikroskopisch): Starke Entwicklung der Keimzentra mit ungemein hochgradig verzerrten und zerfallenen Wanderzellkernen. Starke Ausfüllung der Lymphbahnen mit Leukocyten.

Thymusdrüse (mikroskopisch): Ungemein hyperämisch, im Bau nichts Auffallendes.

Milz (mikroskopisch): Follikel mit großen Keimzentren, deren Kerne hochgradig verzerrt erscheinen. Bisweilen besteht der Follikel fast nur aus Keimzentren. Relativ zellarme Pulpa. Manche Wanderzellen zeigen gestreckte Kerne.

Hoden (mikroskopisch): Normale Struktur ohne irgendwelche Zellinfiltrate. Ebenso der Nebenhoden. In den Blutgefäßen dieser Abschnitte nichts Besonderes.

Knochenmark (vom Wirbel, mikroskopisch): Sehr dicht, zellreich. Hypertrophie. Mäßig zahlreiche Leukocyten, wenig Riesenzellen.

Das Rückenmark in seinen mittleren Teilen zu bakteriologischen Zwecken uneröffnet entnommen. Die übrigen Teile des Rückenmarks zeigen eine ausgeprägte Rötung und Erweichung der grauen Substanz, während die weiße Substanz relativ von guter Resistenz ist. Erhebliche Blutungen in beiden Subduralräumen in Form flacher, weicher, ausgebreiteter Coagula. Im Gebiet der rechten vorderen Piavenen Pia stark hyperämisch. Ventrikel erscheinen leer.

Extradurales Bindegewebe ziemlich stark ödematös. Hirnsubstanz von guter Resistenz, feucht. Großhirnrinde etwas rosig, ebenso in Marksubstanz und großen Ganglien überall starke venöse Hyperämie; nirgends Pia ödematös. Basis des Gehirns, besonders der Medulla, auffallend stark gerötet. Querschnitt durch Pons und kleine Hirnschenkel: mäßige Hyperämie. Resistenz der Medulla oblongata annähernd normal. Färbung der grauen Substanz nicht merklich verändert.

Großhirn. Gegend des Gyrus uncinatus: in Rinde und Mark überall isolierte vielgestaltige Wanderzellen. Die Piagefäße stellenweise mit auffallend reichlichen, fast thrombosenartigen Leukocytenanhäufungen gefüllt. Keine Herderkrankungen.

Konvexität: Mäßige Piazellinfiltrate. Leichtes Ödem der perivasculären Lymphräume, überall vereinzelte verzerrte Wanderzellkerne. Keine abgegrenzten Herde oder stärkere Infiltrate.

Pes hippocampi: Überall einzelne Wanderzellen und kleinere Zellinfiltrate, namentlich subependymär. Die Blutgefäße hyperämisch, diffus, reichliche Leukocyten, teils von Leukocytenthromben gefüllt, ebenso einige der Venen des Plexus chorioideus, welche im übrigen normal sind.

Mikroskopische Untersuchung von Rückenmark und Hirnstamm:

Lendenmark: Sehr hochgradige Infiltration der Gefäßscheiden. Im Sulcus anterior ziemlich starke Piainfiltration. Zentralkanal normal. Sehr starke diffuse Infiltration durch vielgestaltige Wanderzellen, ferner Ödem und hochgradige Gefäßscheideninfiltrate in den Vorderhörnern (beiderseits gleich stark). Ganglienzellen nur noch in wenigen Resten erhalten. Die vorhandenen meist ohne besondere Veränderungen. In den übrigen Rückenmarksabschnitten nur sehr geringfügige Gefäßscheideninfiltrate. Nervenstämme normal.

Brustmark: Infiltrat geringer, im übrigen in der Verteilung annähernd gleich. Die Ganglienzellen der Vorderhörner erscheinen mehrfach atrophisch, aber frei von Leukocyten.

Halsmark: Ähnlich wie das Lendenmark; sehr hochgradige Hyperämie, Ödem und Zelldurchwucherung der Vorderhörner. Die Wanderzellen bieten ganz ungewöhnlich lange, fadenförmige, vielgestaltige Kernformen.

Medulla oblongata: Starke Infiltrate um die Gefäße der subependymären Schichten herum, hier auch ausgedehnte, meist diffuse Infiltrate. Einzelne Wanderzellen überall in der Medulla, auch in den Oliven, immer durch ihre eigentümlich gestreckte Form ausgezeichnet, verhältnismäßig zahlreich.

Pons: In der Pia der Basis mäßig starkes Infiltrat. Die Blutgefäße in den basalen Teilen enthalten stellenweise reichliche Leukocyten. Überall in mäßiger Quantität isolierte Wanderzellen, welche regelmäßig die gestreckten Formen aufweisen. Nach dem Aquaeductus hin nehmen die Gefäßinfiltrate und die Wanderzellen an Zahl zu; auch finden sich hier einige kleinere Herdinfiltrate, in deren Gebiet die Ganglienzellen jedoch meist gut erhalten aussehen.

Pathol.-anat. Diagnose: Poliomyelitis acuta; Lungenatelektase, follikulärer Darmkatarrh.

V. **Julie M., 6 Jahre,** aus Frankfurt. Schriftlicher Bericht von Herrn Dr. Veupel in Frankfurt.

Kein Zusammenhang mit dem Fall Irmgard W. (Seite 26).

Das Kind besuchte bis zu seiner Erkrankung die Kinderschule, sonst keine Anhaltspunkte für Infektion.

Es erkrankte am 3. November plötzlich mit sehr hohem Fieber (39,6), Mattigkeit, Appetitlosigkeit, belegter Zunge, Erbrechen und Verstopfung. Außerdem hatte es Halsschmerzen; war anfangs sehr unruhig und später ziemlich schläfrig; es wurden *starke Schweiße* beobachtet, aber keine besondere Überempfindlichkeit. Das Kind klagte nur über Schmerzen im Nacken und am Halse und verlangte, daß man ihm beim Aufrichten den Kopf stützte. Keine Blasenstörungen beobachtet.

Der Befund ergab am 3. Krankheitstage: Kind kann nicht schreien (Angaben über bulbäre Störungen fehlen), Arme intakt, starker Meteorismus, schlaffe Lähmung beider Beine, Erlöschen der Sehnenreflexe. Kurz vor dem Tode Rollen der Augen und absolute Unfähigkeit zu sprechen und zu schreien. Am Abend Exitus.

Sektion am 6. November 1909:

Normal gebaut. Starre vorhanden. Mäßige Cyanose. Reichliche Blutsenkung; Fettgewebe kräftig entwickelt, Muskulatur überall trocken, Oberschenkelmuskeln weich, etwas schlaff; von heller, grauroter Farbe. Wadenmuskeln trocken, dunkelrotgrau, steif.

Thorax: Herzbeutel wenige Tropfen Flüssigkeit. Herz von guter Resistenz, hellgraurot, ohne merkliche Degeneration. Lunge blutreich, trocken, keine Herderkrankung.

Trachea in ganzer Ausdehnung stark rot, frei von Belag; starke Bronchitis (mit Schleimansammlung in den größeren Stämmen).

Larynx frei.

Tonsillen beiderseits gleichmäßig vergrößert (etwa um das Doppelte), prall, hellgrau; in der Nähe etwas grauer, schwach-eitriger Schleim.

3. Tonsille sehr stark verdickt, keine Beläge. In der Nase (untere Gänge) reichlich Schleim, Rötung und Schwellung der Schleimhaut, obere Abschnitte geringer gerötet.

Oesophagus o. B. Thyreoidea desgleichen.

Abdomen: Milz wenig vergrößert, weich, brüchig, dunkelgraurot, reichliche Follikel.

Nieren und Nebennieren o. B., erstere leicht gerötet, nicht quellend.

Genitalien o. B.

Leber groß, weich, trüb, rotgrau, mehrere ischäm. subcaps. Herde.

Im Magen reichlich Speisebrei, Schleim. Schleimhaut etwas trüb, weich, gerötet.

Darm von normaler Farbe und Inhalt; Follikel im Dünndarm und Dickdarm mäßig vergrößert. Plaques treten hervor, deutlich vergrößert.

Im Duralsack der Med. spin. reichlich schwach trübe, farblose Flüssigkeit (mit steriler Nadel durch Lumbalpunktion entnommen).

In den Hirnventrikeln wenige Tropfen Flüssigkeit.

Gehirn und Rückenmark feucht, weich, alle grauen Abschnitte etwas rötlich, Venenfüllung überall reichlich. Kein Piaödem, keine Blutungen, kein extradurales Ödem, keine Herderkrankung der grauen Substanz des Rückenmarkes.

Mikroskopischer Befund:

1. Dorsalmark: Mäßiges Infiltrat der Pia, pralle Füllung der Gefäße. Starkes Infiltrat im Sulcus anterior. Sehr hochgradige Infiltration der Vorderhörner, in etwas geringerem Grade auch der Hinterhörner. Ganglienzellen sind nur noch in den Clarkeschen Säulen zu erkennen. In der weißen Substanz aller Abschnitte Infiltrate der Gefäßscheiden; ähnliche Verhältnisse am Halsmark. Die Schärfe der Abgrenzung des Zellinfiltrates zwischen grauer und weißer Substanz vielfach auffällig.

2. Medulla oblongata: Pia wenig infiltriert, die stärkeren Gefäßstämme im Mark überall sehr stark infiltriert, ziemlich reichliche und ausgedehnte Infiltrate in anscheinend beliebiger Verteilung, hier und da deutlich in der Umgebung der Ganglienzellen. Oliven fast vollkommen frei. Sehr hochgradige Erweiterung des periadventitiellen Lymphraumes der Gefäße.

3. a) Gehirn: In der Gegend der großen Ganglien leichte Gefäßinfiltration, hier und da (namentlich subependymär) ziemlich ausgebreitete typische Infiltrate bis zur absceßähnlichen Bildung ohne Beziehung zu den Ganglienzellen.

b) Großhirnrinde: Pia fast völlig frei, leichtes Ödem der Gefäßscheiden, keine Infiltrate.

Pathol.-anat. Diagnose: Poliomyelitis spin. cerebral.; Tonsillitis; Rhinitis post.; Tumor lien.; Hypertroph. follicul. intest.

VI. **Irmgard W., 2 Jahre,** aus Frankfurt. Schriftlicher Bericht von Herrn Dr. Veupel in Frankfurt.

Keine gleichzeitige Erkrankung in der Familie, Nachbarschaft oder bei Tieren.

Das Kind erkrankte am 25. Oktober ohne besondere fieberhafte Allgemeinerscheinungen mit Muskelschmerzen und Schmerzen beim Gehen und Stehen. Am 3. Krankheitstage ergab die Untersuchung: Lähmung beider Beine, Fehlen der Sehnenreflexe daselbst, auffallende Weichheit des Leibes, Fehlen der Bauchdeckenreflexe; Augen und übrige Hirnnerven intakt. Am 4. Krankheitstage trat auch eine Lähmung beider Arme hinzu; die Lähmungen in den Beinen waren unverändert. Es traten plötzlich Krämpfe ein mit auffallend starkem Zähneknirschen. 2—3 Stunden nach den Krämpfen Exitus.

Autopsie am 30. Oktober in Frankfurt a. M.

Normal und kräftig gebaut, Hautfarbe blaß, Haut etwas welk. Fettgewebe gut entwickelt. Mäßig starke Totenstarre, namentlich an den Beinen. Wenig Livores, geringe Cyanose. Leichter Rosenkranz, keine deutliche Rachitis der Rippen und des Schädels. Schädel normal konfiguriert.

Rückenmuskeln, Glutaei, Beinmuskeln ohne deutliche Veränderungen vielleicht etwas weich, leicht trüb, trocken, überall etwas zu hell. Mikroskopisch: Keine deutliche körnige Degeneration.

Thorax: Herzbeutel und Herz makroskopisch normal, von guter Resistenz, normale Klappen, reichliche Blutüberfüllung an beiden Ventrikeln; Speckgerinnsel.

Lunge ist blutreich, sonst o. B.

Halsorgane im allgemeinen o. B. Tonsillen beiderseits wenig vergrößert und mit etwas eiterigem Schleim bedeckt, prall; Rachentonsillen normal.

Abdomen: Milz mäßig groß, weich, nicht quellend, große Follikel, dunkelgraurote Pulpa.

Nebennieren schmal, gelb. Nieren nicht deutlich getrübt, normale Konfiguration. Blase, Genitalien o. B.

Leber groß, prall, deutlich trüb. Verwaschen, rotbraun, etwas brüchig. Magen, Darm o. B. Pankreas o. B.

Dura fest adhärent. Pia des ganzen Gehirns ohne Ödem. Venen mäßig stark gefüllt. Rinde und graue Ganglien dunkelgraurot. Mark ziemlich blutreich, weich, schlaff, welk. Ventr. Flüssigkeit schwach trüb, spärlich. Ventrikellumen eng. Balken normal. Ependym nicht verändert. Plexus und Tela chorioidea tief venös-hyperämisch. An der Basis kein auffallendes Ödem. Nasenhöhle, von der Lam. ethmoid. aus eröffnet, zeigt normale Schleimhaut. Das peridurale Bindegewebe des Rückgratkanals eher trocken. Dura spin. von normaler Farbe. Mäßige Menge Spinalflüssigkeit, schwach trüb; darin mäßig zahlreiche Lymphocyten und größere Endothelzellen.

Weiche Rückenmarkshäute mäßig injiziert, keine besondere Trübung. Rückenmark von mäßiger Resistenz. Das Halsmark zeigt auffallend starke Erweichung der grauen Substanz; auf dem Schnitt sinkt dieselbe grubig ein und erscheint deutlich diffus gerötet. Marksubstanz viel weniger verändert, leicht quellend. Im Dorsal- und Lendenmark überall mäßige rötliche Verfärbung und verwaschene Zeichnung der grauen Substanz; sonst wenig Abnormes, nur geringe Quellung der Marksubstanz.

Mikroskopischer Befund:

1. Unterstes Lendenmark: Pia mäßig stark, namentlich in den vorderen Abschnitten des Rückenmarks, mit Lymphocyten infiltriert. Sehr starke

Infiltration der Gefäße im Sulcus anterior, sowie vieler an anderen Stellen in die vorderen Abschnitte eindringender Gefäße. Zentralkanal normal. Beide Vorderhörner zeigen Erkrankung; das linke ist verbreitert, diffus infiltriert und zeigt nur noch kümmerliche Reste der Ganglienzellen. Das rechte ist viel weniger infiltriert mit reichlicheren Ganglienzellen. In der Umgebung hier und da kleine Infiltrate. Hintere Wurzeln und Hinterstränge frei, Caudanerven ebenfalls.

2. Brustmark: Piainfiltration sehr gering. Auch Gefäßscheideninfiltration viel schwächer als unten. Rechtes Vorderhorn stark kleinzellig infiltriert. Sehr wenig und kleine Ganglienzellen. Linkes Vorderhorn schmal. schwächer infiltriert. Manche Ganglienzellen in beiden Vorderhörnern, die zugrunde gehen, bilden bisweilen das Zentrum kleiner Leukocyteninfiltrate. Hintere Rückenmarksabschnitte fast ganz frei.

3. Halsmark: Pia gering infiltriert; im vorderen Sulcus etwas stärker. Sehr hochgradige Infiltration beider Vorderhörner, links vielleicht etwas stärker als rechts. Ganglienzellenuntergang wie im Dorsalmark. Gefäße im Gebiet der Vorderstränge und Seitenstränge hier und da infiltriert, in den hinteren Strängen nicht.

4. Medulla oblongata: Normales Ependym; sehr starke Infiltration der Adventitia mehrerer größerer subependymaler Gefäßstämme, desgleichen im Gebiet des Sulcus anterior. In den seitlichen Abschnitten weniger Infiltrate. Hier und da (namentlich subependymal) diffuse oder herdartige Zellinfiltrate, vorwiegend in weißer Substanz; keine auffällige Bevorzugung der Ganglienzellengruppen.

5. Großhirn (Gebiet der großen Ganglien): Leichtes Ödem in den Gefäßscheiden. Ein geringes Infiltrat hier und da subependymär, mit Ödem verbunden.

Pathol.-anat. Diagnose: Poliomyelitis acuta.

VII. **Karl D., 2¾ Jahre,** aus Arfurt (Oberlahnkreis). Bericht von Herrn Dr. Hartmann, Villmar a. d. Lahn.

Über die Infektionsmöglichkeit ist nichts festzustellen. Keine Erkrankung der Familie oder Nachbarschaft, auch kein Tiersterben. Die Familie hat in den letzten Wochen ihren Wohnort nicht verlassen, noch Besuch von auswärts gehabt. Der nächste Ort, wo 2 Poliomyelitisfälle sind, liegt 2 km entfernt.

Das Kind erkrankte am 29. November mit Fieber, Müdigkeit, einmaligem Erbrechen. Außerdem Husten und ziemliche Unruhe; Schweiße und Hyperästhesie wurden nicht beobachtet. Am 4. Krankheitstage Lähmung der Nackenmuskulatur und des linken Oberarms; bulbäre und Hirnnervenstörungen fehlen. Am nächsten Tage waren auch der rechte Arm und das rechte Bein gelähmt. Die Muskulatur der Beine sehr schlaff, Sehnenreflexe beiderseits erloschen. Am 2. Dezember (am 6. Krankheitstage) Exitus.

Autopsie am 4. Dezember 1909.

2¾ Jahre altes, sehr kräftiges Kind, leichte Cyanose. Fettgewebe sehr stark entwickelt, Muskulatur weich, etwas blaß, leicht trüb.

Herz normal, kräftig, ohne Degeneration, Lunge o. B.

Milz auffallend groß, prall, tief schwarzrot, ziemlich fest und trocken.

Nieren und Leber trüb, blutreich, sonst o. B.

Darm zeigt keine auffällige Follikelanschwellung. Magenschleimhaut glatt, mäßig, dick, stark gerötet, mit dickem, eitrigem Schleim bedeckt.

Halsorgane normal.

Tonsillen und Halslymphdrüsen klein, blaß.

Pankreas o. B.

Im periduralen Fettgewebe des Wirbelkanals nichts Besonderes. Rückenmark weich, uneröffnet zur Verimpfung. Querschnitte zeigen deutliche rötliche Verfärbung der grauen Substanz, sowie starkes Einsinken und Erweichung derselben. Weiße Substanz quellend, feucht.

Dura gespannt, Pia nicht ödematös, stark gerötet, allgemein ausgeprägte diffuse Rosafärbung des Gehirns.

Mikroskopischer Befund:

1. Brustmark: Pia nicht infiltriert. An den Gefäßen des Sulcus anterior wenig Infiltrat, etwas stärker im Gebiete der Vorderhörner und der anstoßenden weißen Substanz. Zentralkanal stellenweise von Rundzellen infiltriert, Vorderhörner klein (Ganglienzellen fehlen fast ganz); in ihnen diffuses oder herdförmiges Infiltrat von meist einkernigen oder gelapptkernigen Zellen. Clarkeschen Säulen frei, keine sonstigen Infiltrate.

2. Halsmark: Ausgedehntes starkes Infiltrat der Vorderhörner, dazwischen zum Teil noch erhaltene Ganglienzellen. Mäßige Hyperämie, leichtes Ödem, starke Gefäßscheideninfiltration. In den übrigen Rückenmarksabschnitten nur vereinzelte, mehr diffuse Zellinfiltrate.

3. Medulla oblongata: Ependym etwas ödematös abgehoben, sehr starke Gefäßscheideninfiltrate in den subependymären Gebieten und an den größeren Stämmen. In diesen Abschnitten auch meist diffuse, mäßig starke Zellinfiltrate ohne Beziehung zu bestimmten Kernen. Die Oliven und Ventralabschnitte sind frei oder zeigen nur vereinzelte Wanderzellen.

4. Pons: Geringe Infiltrate in den großen Brustgefäßen, vereinzelte kleine Herde und einzelne Wanderzellen, ebenso in den Kleinhirnschenkeln. Die Kleinhirnwindungen o. B. Die großen Ganglienzellhaufen der Brücke erscheinen fast ganz frei, auffällig bevorzugt von der Erkrankung erweisen sich wiederum die Umgebungen des Aquaeductus und namentlich die stärkeren Gefäßscheiden in diesem Bezirk. Ventralabschnitte normal.

5. Thalamusgegend: Streckenweise sehr starke Infiltrate um die Gefäße. Zufällig im Bezirke der Herde gelegene Ganglienzellen werden vernichtet; andere Gebiete von Ganglienzellen erscheinen normal.

6. Großhirnrinde: Pia enthält nur vereinzelte Zellen, starke Erweiterung der perivasculären Lymphräume der grauen Rinde, keine sicheren Zellinfiltrate.

7. Hippocampus: Relativ reichliche, zum Teil starke Gefäßinfiltrate und herdförmige diffuse Infiltration im Gewebe.

Pathol.-anat. Diagnose: Poliomyelitis acuta, Milztumor; Gastritis acuta; Degen. renum et hepatis.

Die vorstehenden Fälle beweisen zunächst, daß sich die klinische Diagnose der Kinderlähmung pathologisch-anatomisch stets bestätigt hat. Nur bei einem hier nicht mitgeteilten und von uns selbst nicht untersuchten Fall, in dem nach brieflicher Mitteilung des behandelnden Arztes die Differentialdiagnose zwischen akuter Poliomyelitis und tuberkulöser Meningitis schwankte, ergab die Autopsie eine Tuberkulose der Hirn-Rückenmarkshäute.

Die weitgehende Übereinstimmung des pathologisch-anatomischen Befundes bei unseren Fällen mit den fast erschöpfenden Schilderungen von Wickman sowie von Harbitz und Scheel auf Grund der großen Epidemien in Schweden und Norwegen hat bereits Beneke betont. Schon das makroskopische Verhalten des Zentralnervensystems ließ auf eine Allgemeinerkrankung von Gehirn und Rückenmark schließen. Es fanden sich eine starke arterielle und venöse Hyperämie und die Zeichen erheblicher seröser Durchtränkung. In dem ödematösen und von makroskopisch ausgesprochener Herderkrankung freien Rückenmark war vor allem die graue Substanz und diese wiederum besonders im Bereich der Vorderhörner gerötet und z. T. blutgesprenkelt. Auch die weiße Substanz nahm gelegentlich einen rötlichen Farbenton an.

Hyperämie und Ödem können in den bulbären Gebieten besonders ausgesprochen sein. Auch die Hirnrinde kann tief rosagrau gefärbt und das blutreiche Mark leicht rosa sein. Gröbere makroskopische Veränderungen der weichen Häute fehlen jedoch, von dem gelegentlichen Ödem der Pia abgesehen. Der Liquor cerebrospinalis ist bei allerdings fast leeren Hirnventrikeln gewöhnlich reichlich und klar. Die hinteren und vorderen Wurzeln, die Cauda equina und die Nervenstämme erweisen sich makroskopisch frei.

Mikroskopisch liegt im Einklang mit den Schilderungen Wickmans sowie von Harbitz und Scheel bei der Poliomyelitis eine besondere infiltrative Form der disseminierten Myeloencephalitis vor, die sich mit leichterer Läsion der Häute zu verbinden und in der grauen Substanz des Rückenmarks, und zwar hier wieder im Bereich der Vorderhörner, besonders hochgradig zu sein pflegt.

Es finden sich regelmäßig Veränderungen auch außerhalb der oft sehr ungleichmäßig affizierten Vorderhörner und zwar zunächst auch in der übrigen grauen Substanz. Es liegt also in frischen Fällen nicht nur eine „Poliomyelitis anterior“, sondern auch eine „Poliomyelitis posterior“ vor. Diese Poliomyelitis anterior und posterior pflegt in den Anschwellungen und hier wieder in den unteren am stärksten zu sein; aber auch das Dorsalmark ist gelegentlich sehr stark ergriffen. Mit dieser vorherrschenden Poliomyelitis geht regelmäßig eine im mikroskopischen Bilde mehr herdförmige Leukomyelitis einher und mit den Veränderungen im Rückenmark solche im Bulbus und in einzelnen Teilen des Großhirns. Es ist deshalb die Bezeichnung „disseminierte Encephalomyelitis" berechtigt. Gleichzeitig bestehen kleinzellige Infiltrationen der Pia, die an den unteren vorderen Rückenmarkspartien, vor allem in der vorderen Fissur und in der Gegend der Cauda equina am stärksten sind. Streng genommen liegt also eine infiltrative disseminierte Meningo-encephalomyelitis vor. Die mikroskopischen Veränderungen sind oft viel stärker, als die makroskopischen es erwarten lassen. Bei scheinbar fast negativem makroskopischen Befund wird deshalb in allen auf Poliomyelitis verdächtigen Fällen eine mikroskopische Untersuchung und unter Aufbewahrung von Teilen des Zentralnervensystems in Glycerin unter Umständen sogar eine Verimpfung auf Affen erforderlich.

Histologisch lehnt sich der Prozeß zweifellos eng an die Gefäße an, und zwar vornehmlich an die Lymphgefäße, die im Zentralnervensystem die Blutgefäße umscheiden. Eine intensive kleinzellige, wohl im wesentlichen aus lymphocytären Elementen bestehende Infiltration schiebt sich von der hauptsächlich in den unteren und vorderen Rückenmarkspartien befallenen Pia aus — vor allem längs der Arteria centralis anterior — in die Vorderhörner hinein. Die perivasculären Lymphräume werden stark erweitert und z. T. mit einkernigen, kleinen Zellen gefüllt. Es kommt zu Stasen und schweren interstitiellen Veränderungen und unter Umständen zu rascher Zerstörung der Ganglienzellen mit fast spurlosem Verschwinden derselben. Die Zellinfiltrate in den Vorderhörnern sind anfänglich selten scharf herdförmig; meist handelt es sich um mehr diffuse Ansammlungen hauptsächlich einkerniger Elemente. Die histologischen Veränderungen sind meist viel stärker, als es die kurze Krankheitsdauer erwarten ließ (Beneke). Auch in der Medulla oblongata kommt es zu erheblicher kleinzelliger Infiltration, und zwar nicht nur innerhalb der Nervenkerne und in den subependymären Gebieten. Wickman meint sogar, daß die Veränderungen im verlängerten Mark regelmäßig stärker außerhalb als innerhalb der Nervenkerne sind. Auch in einem unserer Fälle bestanden starke Infiltrate im Bereich der Pyramidenkreuzung. Auf die fast regelmäßigen, wenn auch meist relativ geringfügigen Gehirnveränderungen müssen wir in dem Kapitel über die cerebrale

Kinderlähmung zurückkommen. Wir wissen jedenfalls, daß die kleinzellige entzündliche Piainfiltration sich längs der Hirnbasis nach vorn schiebt und auch in das Gebiet der Fossa sylvii sich hineinzuziehen pflegt. Kleine Herde finden sich zudem in Rinde, Marklager, sowie vor allem in der Gegend der Zentralganglien und der Umgebung des Aquaeductus sylvii und des 4. Ventrikels. Auch das Cerebellum ist gelegentlich und zwar namentlich in seinen medialen Abschnitten beteiligt.

Für die Poliomyelitis charakteristische, gröbere und konstante Erkrankungen an inneren Organen wurden bei unseren Autopsien nicht gefunden. In Fällen schwerer initialer Magen- und Darmstörungen kann sich nach Wickman, Krause und anderen auch das ausgesprochene anatomische Bild einer Enteritis follicularis mit Rötung der Darmschleimhaut sowie mit Schwellung der Peyerschen Plaques, der Follikel und der Mesenterialdrüsen entwickeln. Am hochgradigsten sollen dann die Veränderungen in der Gegend der Ileocöcalklappe sein. In unseren Sektionsfällen, in denen eine Enteritis meist auch klinisch fehlte, waren die anatomischen Darmveränderungen in Form von Schwellung der Solitärfollikel und der mesenterialen Lymphdrüsen, sowie von Schleimhautrötung relativ geringfügig und inkonstant. Im Einklange mit dem klinischen Gesamtbilde unserer Epidemie in Hessen-Nassau fanden sich die Atmungsorgane meist stärker als der Darmtraktus auch an der Leiche affiziert. Einige Male waren die Tonsillen geschwollen und mit geringen eitrigen Belägen bedeckt. Bei anderen Kranken wurden starke Bronchitis und durch frühzeitige Mischinfektion mit dem Diplococcus lanceol. Unterlappenpneumonien sowie ausgedehnte Atelektasen gefunden. Diese Lungenveränderungen sind allerdings vielfach sekundärer Art und durch die primären Paresen der Atemmuskulatur bedingt. Auch Milztumoren sind keineswegs regelmäßig vorhanden; sie pflegen bei der akuten Poliomyelitis überhaupt nur eine mäßige Größe zu erreichen. Das Milzgewebe pflegt bei nicht gespannter, ja gerunzelter Kapsel dann schlaff, blutreich und die Pulpa weich zu sein. Das Herz erwies sich makroskopisch gesund. In der Literatur wird von gelegentlichen kleinen subperikardialen Blutungen berichtet. Die hyperämische Leber und die Nieren zeigen manchmal parenchymatöse Degeneration; an Nebennieren, Pankreas, Schilddrüse, Parotis und Thymus fehlten in unseren Fällen wesentliche Befunde.

Pathogenese: Soweit unsere bisherigen klinischen, experimentellen und pathologisch-anatomischen Kenntnisse es zulassen, erscheinen uns hinsichtlich der Pathogenese des Leidens folgende Vorstellungen berechtigt. Die Eingangspforte des Virus bilden die oberen Luftwege oder der Magendarmkanal. Von hier aus erreicht der uns in seinen morphologischen Eigentümlichkeiten noch unbekannte und anscheinend den Protozoen zugehörige Erreger nicht hämatogen, sondern in derselben Weise wie derjenige der Lyssa, lymphogen — und zwar auf dem Wege der Lymphgefäße der Nerven — die Subarachnoidalräume des Rückenmarks; er verbreitet sich hier längs der Lymphscheiden, die die Rückenmarksgefäße umgeben (vgl. Wickman). Auf diese Weise kommt es zu der geschilderten disseminierten und infiltrativen Encephalomyelitis mit leichterer Beteiligung der Meningen. Schon die klinischen Zustandsbilder beweisen diesen disseminierten Charakter des Leidens und vor allem die Tatsache, daß nicht nur eine Vorderhornläsion vorliegen kann. Es stellen sich im Einklang mit dem anatomischen Bilde meningitische Symptome ein. Es kommt zu Hinterhornsymptomen, zu Blasenstörungen, gelegentlichen Pyramidenbahnläsionen u. dgl. Mit diesen spinalen Symptomen können sich bulbäre und cerebrale vergesellschaften. Es herrscht also eine weitgehende Übereinstimmung zwischen dem klinischen und anatomischen Gesamtbild. Die anatomischen Veränderungen müssen allerdings erst einen erheblichen Grad erreichen, bis sie zu den klinischen Ausfallserscheinungen führen. Dafür sprechen die experimentellen, die pathologisch-anatomischen und klinischen Befunde. Experimentell ist bewiesen, daß das Virus schon tagelang vor dem Auftreten der Lähmung das Zentralnervensystem erreicht. Im Vergleich mit der Dauer der Erkrankung war nach Beneke der Grad der histologischen Veränderungen auffallend stark. Auch klinische Tatsachen beweisen, daß die Rückenmarkserkrankung viel älter ist als die meist durch plötzliches Versagen der nervösen Leitung zu erklärende akut einsetzende Lähmung. Schon tagelang vor Entwicklung der Paralysen besteht gewöhnlich eine charakteristische Hyperästhesie und andere sensible Reizerscheinungen, die auf die sehr frühzeitige Beteiligung der Meningen und des Rückenmarks hindeuten.

Wie kommt es aber, daß sich klinisch und anatomisch gerade das Vorderhorn so vorwiegend am Krankheitsprozeß beteiligt, daß man von einer Poliomyelitis anterior acuta sprechen kann? Die Erklärung für das stärkere Befallensein der grauen Substanz, vor allem der Vorderhörner, liegt auch unseres Ermessens z. T. in ihrem großen Gefäßreichtum z. T. in ihrer lockeren Fügung gegenüber den festeren weißen Stranggebieten. Da sich der Prozeß an die Gefäße bindet, müssen im allgemeinen diejenigen Teile auch am stärksten leiden, die an Gefäßen am reichsten sind. Es werden sich deshalb gerade im Ausbreitungsgebiet der Art. centralis ant. die stärksten interstitiellen Veränderungen durch die kleinzellige Infiltration und den entzündlichen Erguß entwickeln. Bei der rasch fortschreitenden Leitungsunterbrechung spielt neben der Infiltration gerade dieses starke Ödem der Rückenmarkssubstanz eine große Rolle. Es liegen hier ähnliche Verhältnisse vor wie in Fällen schwerer Paralysen bei ,,Drucklähmung" des Rückenmarkes trotz nur geringer Verengerung des Wirbelkanales. Es entstehen durch die Kompression bekanntlich Lymphstauungen, die mechanisch und toxisch die Nervenelemente schädigen.

Andererseits aber sind solche Leitungsunterbrechungen, wie gleichfalls das Beispiel solcher ,,Drucklähmung" lehrt, trotz langen Bestehens wieder vollkommener Rückbildung fähig. Wir sind geneigt, die gar nicht seltene Entwicklung rasch fortschreitender, schwerer, aber trotzdem bald wieder verschwindender Lähmungsformen bei der Poliomyelitis großenteils auf dieses in der grauen Substanz auf und ab steigende Ödem zurückzuführen. In der grauen Substanz findet eben dieses entzündliche Ödem, das sich auch bei der Sektion nachweisen läßt, ebenso wie die entzündliche kleinzellige Infiltration die günstigsten physikalischen Bedingungen für das Fortschreiten nach oben und unten. Es entsteht gewissermaßen eine Art röhrenförmiger Ausbreitung des Ödems genau in derselben Weise, wie wir dies aus gleichen physikalischen Gründen bei den röhrenförmigen Blutergüssen der Hämatomyelie längst kennen. Wir schließen uns also der Anschauung Wickmans und anderer an, daß die Affektion der Ganglienzellen vorwiegend eine sekundäre ist, und daß demgemäß ihre durch Ödem, sowie entzündliches Infiltrat verursachten Funktionsstörungen bei Resorption des Ödems und Rückbildung der interstitiellen Veränderungen ganz oder teilweise und gelegentlich sogar sehr rasch verschwinden können. Für diese Auffassung spricht auch die Tatsache, daß die parenchymatösen Veränderungen dort am stärksten sind, wo die interstitiellen ihren höchsten Grad erreichen. Andererseits ist gleichzeitig die Möglichkeit einer direkten, von dem Parasiten oder seinen Stoffwechselprodukten ausgehenden toxischen Schädigung der Vorderhornganglienzellen trotz der gewöhnlichen Asymmetrie der spinalen Ausfallserscheinungen durchaus gegeben. Streng genommen könnte also der Prozeß nicht nur ein interstitieller, sondern vielleicht auch ein parenchymatöser sein.

Epidemiologie.

Strümpell gebührt das Verdienst, vom klinischen und epidemiologischen Standpunkt aus als erster die Auffassung der spinalen Kinderlähmung als akute spezifische Infektionskrankheit nachdrücklichst betont zu haben. Das jetzt wohl allgemein bekannte epidemische Auftreten des Leidens war allerdings noch kein ausschlaggebender Beweis, daß ein belebtes Virus die Krankheit erzeugt. Bei dem häufigen Beginn des Leidens mit Magendarmstörungen und dem überwiegenden Befallensein des frühen Kindesalters war der Gedanke an ein unbelebtes Gift nicht ganz von der Hand zu weisen. In dieser Hinsicht kamen vor allem Trinkwasser und Nahrungsmittel in Frage. Schon die klinische Beobachtung spricht jedoch durchaus gegen eine solche Infektionsquelle. Wickman hebt ausdrücklich hervor, daß dies in dem dünn bevölkerten Schweden mit den weit auseinanderliegenden Erkrankungsorten schon deshalb nicht der Fall sein könne, weil dort fast jede Familie eignen Brunnen und eigne Kühe habe, und weil die ganze Verproviantierung von außen her sehr beschränkt sei. Auch wir haben keinerlei Anhaltspunkte dafür gefunden, daß die Infektion mit Nahrungsmitteln (vor allem mit Milch) eine Rolle spielt. In zahlreichen Fällen handelte es sich noch um Säuglinge, die nur gestillt wurden. Direkt ausschlaggebend gegen die Annahme eines unbelebten Giftes in Nahrungsmitteln ist natürlich die in Deutschland zuerst von Römer und fast gleichzeitig von Levaditi in Frankreich und von Flexner und Lewis in Amerika sichergestellte Tatsache der Verimpfbarkeit des Leidens von Affe zu Affe, also der Züchtung des Virus im Tierkörper. Es bleibt nun die Frage, ob nicht Nahrungsmittel, vor allem Trinkwasser und Milch, die Träger und Verbreiter dieses unbekannten Virus sein können, ob also hier ein Infektionsmodus vorliegen kann wie beim Typhus abdominalis. In unseren Fällen mit zeitlich und örtlich bestimmbarer Infektionsquelle, sowie beim gruppenweisen Auftreten des Leidens haben wir auf diesen Punkt genau geachtet, ohne jedoch etwas zu finden, was für eine Verbreitung des Leidens durch Trinkwasser und Nahrungsmittel spricht.

Vieles weist auf die Richtigkeit der Auffassung Wickmans hin, daß die Heine-Medinsche Krankheit ein kontagiöses Leiden ist, das von Person zu Person übertragen wird. Wickman behauptet, daß jeder Fall an einen vorhergehenden anknüpft, sei es direkt oder indirekt. Seine überaus sorgfältigen und durch Karten und Skizzen vorzüglich erläuterten epidemiologischen Studien zeigen, wie Lokalisation und Ausbreitung der Fälle an die großen Landstraßen und Eisenbahnen geknüpft ist. Auf diesen kontagiösen Charakter deutet weiterhin die gleichfalls in erster Linie von Wickman studierte Bildung kleinerer und größerer Herde, die unabhängig von der Dichtigkeit der Bevölkerung vor sich geht. Es bildeten sich nach Wickman in Schweden nicht nur größere Gruppen, von denen aus das Leiden sich nach verschiedenen Richtungen ausbreitete, sondern auch die einzelnen Fälle bildeten wieder kleinere Gruppen und zwar dergestalt, daß ein persönlicher Kontakt zwischen den von der Krankheit befallenen Personen fast immer festzustellen war. Das Leiden schien dabei öfter durch gesunde Zwischenpersonen übertragen zu sein.

Wir selbst können diese Befunde Wickmans im wesentlichen bestätigen. Auch in Hessen-Nassau fand gewöhnlich die Übertragung des Leidens anscheinend von Person zu Person statt, aber weniger durch die nachweisbar infizierten Kinder, als durch scheinbar gesunde Geschwister und durch erwachsene Zwischenglieder.

Ein gutes Beispiel für die Einschleppung und Übertragung des Leidens durch scheinbar gesunde Erwachsene sowie für die daran sich anschließende Weiterverbreitung der Krankheit bieten die vier aus dem Städtchen Frankenau stammenden Fälle.

I. **Heinrich P., 5 Jahre,** Frankenau.

Der Vater des Kindes ist Dachdecker, die Mutter Hebamme.

Die Eltern hatten vom 11.—13. September 1909 Besuch von zwei gesunden Frauen aus der Arnsberger Gegend, wo eine schwere Poliomyelitisepidemie herrschte. Vorher in Frankenau keine Poliomyelitisfälle. Gleichzeitiges Sterben von Tieren an Lähmungen ist in Frankenau nicht beobachtet worden. Die Eltern des Kindes waren vor und zur Zeit seiner Erkrankung ganz gesund.

Der Knabe erkrankte am 20. September mit hohem Fieber, das 2 bis 3 Tage anhielt (39,5), allgemeiner Schläfrigkeit und starkem Schwitzen. Außerdem bestanden nach Angabe des Arztes bei dem Kinde und seinem jüngeren Bruder mehrere Tage gastroenteritische Erscheinungen; es war auch manchmal Schleim im Stuhl, so daß der Arzt den Verdacht auf Typhus abdom. hegte. Der jüngere Bruder war nach 2 Tagen aber vollständig gesund und zeigte auch später keinerlei neurologische Störungen.

Nach ungefähr 3 Tagen entwickelten sich bei dem älteren Kinde eine ausgesprochene Rücken- und Nackensteifigkeit, sowie starke Schmerzen im Rücken, in Armen und Beinen. Das Kind lag stets still im Bett „auf demselben Fleck", schrie laut beim Anfassen; das Wasserlassen war erschwert, (bei vermehrtem Harndrang). Es schwitzte auch auffallend stark.

Das Allgemeinbefinden besserte sich nach einigen Tagen. Der Arzt konstatierte aber eine rasch einsetzende, völlige, beiderseitige schlaffe Beinlähmung.

Untersuchung am 8. November: An Augen und Hirnnerven nichts Pathologisches, auch innere Organe o. B. Rückensteifigkeit nicht mehr deutlich. Der Leib ist etwas aufgetrieben, die Bauchdecken sind nicht ausgesprochen paretisch, obwohl das Kind sich noch nicht allein aufrichten kann. Bauchdeckenreflexe vorhanden.

Arme frei; die Mutter gibt aber an, daß das Kind Anfang Oktober beide Arme schlecht bewegt hat.

Der Gang des Kindes ist, wie auch die Mutter schon mehrere Wochen lang bemerkt hat, eigentümlich verändert. Das Kind geht gebückt, wackelt dabei mit dem Kopf hin und her, trippelt nur mit kurzen Schritten und geht ganz unsicher.

Eine eigentliche Lähmung der Beine ist nicht mehr nachweisbar. Der Tonus der Muskeln ist gut und die Sehnen- und Fußsohlenreflexe wiederum vorhanden.

Nach Angaben des behandelnden Arztes wurde das Kind nach einigen Wochen vollkommen wiederhergestellt.

II. **Katharina D., 12 Wochen,** Frankenau.

Der Vater des Kindes ist Lehrer und wohnt im Schulhaus, das die älteren Kinder der Hebamme P. und des Fuhrknechtes R. täglich besuchen.

Das Kind ist ausgetragen, war bisher immer gesund und wurde von der Mutter gestillt.

Es erkrankte am 28. Oktober ohne sicheres Fieber mit auffallender Mattigkeit und Schläfrigkeit. Es war in der Nacht sehr unruhig, schrie viel, so daß die Eltern an Zahnen dachten. Außerdem bestand Verstopfung. Schweiße und Überempfindlichkeit wurden nicht beobachtet. Der Mutter fiel es auf, daß das Kind einige Tage später nicht mehr den linken Arm bewegte, auch nicht mehr mit den Beinchen strampelte.

Untersuchung am 8. November: Innere Organe o. B. Leichter Strabismus convergens. Schlucken und Saugen gut.

Anscheinend leichte schlaffe Parese im linken Arm, der schlechter bewegt wird als der rechte. Der Kopf fällt schlaff nach der rechten Seite, der Leib ist auffallend weich, Bauchdeckenreflexe fehlen.

An den Beinen absolut keine aktiven Bewegungen zu sehen. Tonus der Muskeln ist stark herabgesetzt, die Sehnenreflexe nicht auslösbar, Fußsohlenreflexe beiderseits sehr schwach. Kein Babinski.

Nach Angabe des behandelnden Arztes besserte sich das Allgemeinbefinden rasch. Der linke Arm wurde wieder besser, die Beine sind aber immer noch nicht ganz normal beweglich.

III. **Heinrich K., 1¾ Jahr,** Frankenau.

Die Familie K. wohnt neben Familie P. (s. Karte von Frankenau; Abb. 1, Seite 39). Die Eltern geben an, daß ihre Kinder mit denen der Hebamme und des Fuhrknechts R. immer zusammen auf der Straße spielen.

Das Kind war früher stets gesund; es hatte nur einmal Lungenentzündung.

Es erkrankte am 31. Oktober mit Mattigkeit, Schläfrigkeit, Appetitlosigkeit, Erbrechen und Durchfall. Es schwitzte sehr stark und war bei jeder Berührung sehr überempfindlich, ließ sich gar nicht mehr auf den Arm nehmen. 2 Tage nach Krankheitsbeginn bemerkte die Mutter, daß das Kind nicht mehr stehen, noch die Beine bewegen konnte, und daß dieselben sich stets kalt anfühlten.

Untersuchung am 8. November: Keine Störungen von seiten der Hirnnerven, noch der inneren Organe; Arme frei. Kopf und Halsmuskulatur normal, das Sitzen war gut möglich. Der Tonus der Bauchmuskulatur gut, Bauchdeckenreflexe erhalten.

Hypotonische Parese beider Beine. Patellarsehnenreflex links schwach, rechts erloschen. Achillessehnenreflexe fehlen beiderseits. Fußsohlenreflex rechts undeutlich, links überhaupt nicht auslösbar. Sensibilität anscheinend normal.

Nach einer Woche ist das rechte Bein wieder gut beweglich, das linke Bein jedoch noch schlaff gelähmt.

IV. **Johannes R., 2 Jahre,** Frankenau.

Die Eltern und Geschwister waren während und vor der Krankheit des Kindes stets gesund. Der Vater ist Fuhrmann und kommt viel in der Gegend herum. Die älteren Kinder gehen in die Schule zu Lehrer D. und spielen täglich auch in der Woche mit den Kindern von P. und K. (s. Karte von Frankenau; Abb. 1, Seite 39).

Das Kind, das früher immer kräftig und gesund war, erkrankte am 23. Oktober mit starkem Fieber, Schüttelfrost, Schlaflosigkeit, großer Unruhe und Durchfall, der 2 Tage anhielt. Außerdem verdrehte das Kind öfters die Augen und hielt Rücken und Nacken steif. Es schwitzte gar nicht, sondern hatte „trockene Hitze", schrie laut beim Anfassen, „man konnte ihn legen und tragen, wie man wollte, es schrie". Es wollte sich namentlich nicht abhalten lassen und schien auch Schmerzen bei der Urinentleerung zu haben; trotz Harndrang erfolgte oft keine Entleerung. Das Kind lag am liebsten ganz steif und still im Bett und konnte sich auch nach Angabe der Eltern nicht setzen, noch im Bett aufrichten.

Am 4. Krankheitstage war angeblich das Kind „vom Nabel abwärts" gelähmt. Es konnte weder sitzen, noch stehen oder gehen, noch die Beine überhaupt bewegen. Nach 8 Tagen trat eine deutliche Besserung ein.

Untersuchung am 8. November: Innere Organe gesund. Augen, Facialis o. B. Schlaffheit der Halsmuskulatur. Ziemlich guter Tonus der Bauchmuskulatur, Bauchdeckenreflexe vorhanden.

Die obere Extremität ist intakt, der Tonus der Beinmuskulatur links leidlich. Der Gang ist langsam und unsicher, noch leichte hypotonische Parese des rechten Beines, das beim Gehen nachgeschleppt wird; die Patellarsehnenreflexe sind beiderseits (auch rechts) lebhaft, die Achillessehnenreflexe nicht sicher auslösbar, Fußsohlenreflexe vorhanden. Kein Babinski, keine sonstigen neurologischen Störungen.

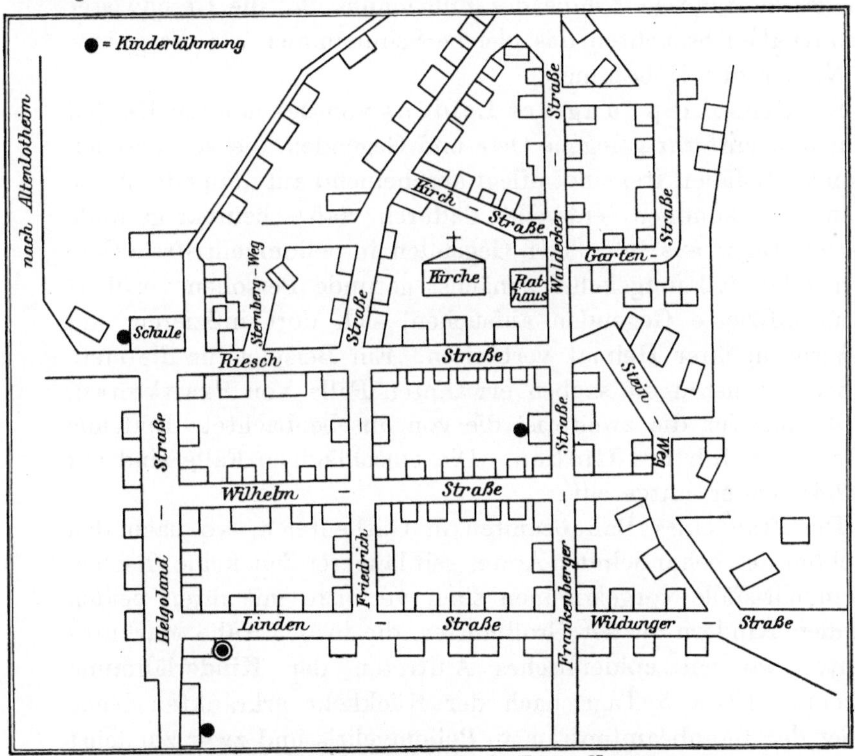

Abb. 1. Städtchen Frankenau in Hessen-Nassau.

In dem Städtchen Frankenau, wo seit langen Jahren keine Poliomyelitisfälle mehr zur ärztlichen Beobachtung gekommen sind, erhielt also die Hebamme Besuch von zwei gesunden Frauen aus Westfalen und zwar aus der Arnsberger Gegend, wo eine ausgedehnte Poliomyelitisepidemie herrschte. Etwa eine Woche später, also nach Ablauf der durchschnittlichen Inkubationsdauer, erkrankten 2 Kinder der Hebamme mit gastroenteritischen Erscheinungen. Während das jüngere nur 2 Tage an Durchfall litt, aber keinerlei Lähmungen bekam, trat bei dem älteren 5jährigen Knaben im Anschluß an die Magendarmstörungen, die dem Arzte anfänglich typhusverdächtig erschienen, eine völlige schlaffe Lähmung der Beine auf. Späterhin erkrankte das Nachbarskind, das mit den Kindern der Hebamme zu spielen pflegte, und ferner das erst 3 Monate alte, von seiner Mutter gestillte Mädchen des Lehrers, der in der Schule wohnte, die die älteren gesunden Kinder der Hebamme besuchten. Kurz vor dem Lehrerskind erkrankte noch der zweijährige Knabe des Fuhrmanns R.; die Geschwister dieses Knaben besuchten das gleiche Schulzimmer wie die gesunden Kinder der Hebamme.

Die Einschleppung des Leidens von bestimmten Herden aus in weit entfernt gelegene Orte und Gegenden, die von frischen Poliomyelitisfällen frei sind, pflegt anscheinend auf doppelte Weise zustande zu kommen: entweder dadurch, daß scheinbar gesunde Zwischenträger aus infizierten Gegenden in poliomyelitisfreie Orte reisen, oder daß umgekehrt zunächst gesunde Personen vorübergehend infizierte Gegenden aufsuchen, sich dort infizieren und das Virus in ihrer Heimat verbreiten. Ein Beispiel für die erste Möglichkeit bieten die soeben erwähnten Fälle von Frankenau. Ein Beispiel für die zweite ist die von uns beobachtete Endemie in Garbenteich bei Gießen. Die einschlägigen Fälle sind auf S. 47/48 näher mitgeteilt.

Die Frau eines Bahnbeamten in Garbenteich, wo nach den Berichten des behandelnden Arztes seit längerer Zeit keine frischen Poliomyelitisfälle vorgekommen sind, verreiste mit ihren beiden gesunden Kindern zu der Großmutter, die in der Nähe Marburgs wohnte, wo ein epidemisches Auftreten der Kinderlähmung herrschte. Etwa 5 Tage nach der Rückkehr erkrankten beide Kinder der Bahnbeamtenfrau an Poliomyelitis und zwar zunächst nur diese im ganzen Dorfe. Das eine Kind starb unter den Erscheinungen der Landryschen Paralyse, das andere zeigte nur geringe spinale Lähmungserscheinungen. Den späteren Beobachtungen Langermanns entnehmen wir, daß mit der Erkrankung dieser Kinder eine ganze Reihe weiterer Fälle in einen allerdings ziemlich komplizierten Zusammenhang zu bringen sind.

Der Beweis für die Einschleppung in zunächst poliomyelitisfreie Orte durch scheinbar gesunde Zwischenträger oder auch durch leicht erkrankte Individuen muß in zahlreichen Fällen mißlingen. Nicht immer liegen die Verhältnisse so einfach, daß Zwischenträger, die aus infizierten Gegenden stammen, bald geschäftlich, bald als Verwandte und Bekannte in poliomyelitisfreie Orte reisen, um dort direkt mit jenen Familien in nahe Beziehungen zu treten, in denen die Kinder nach Ablauf des üblichen Inkubationsstadiums die Heine-Medinsche Krankheit bekommen. Es erscheint uns durchaus möglich, ja wahrscheinlich, daß diese Zwischenträger das Virus längere Zeit beherbergen können und zunächst wieder andere infizieren. Weiterhin kann der erste sichere Fall von spinaler Kinderlähmung oft mittelbar im Anschluß an abortive Formen entstehen, die sich der klinischen Deutung gewöhnlich entziehen. Man muß ferner die zahllosen Infektionsmöglichkeiten beachten, die bei der Übertragung einer Krankheit von Person zu Person im heutigen regen Verkehrsleben zwischen den einzelnen Orten und im Erkrankungsort selbst, schon durch Schule und Spiel der Kinder, gegeben sind. Dann wird man sich keineswegs wundern, wenn der Nachweis nicht nur der Einschleppung, sondern auch des Zusammenhangs eines Poliomyelitisfalles mit einem anderen nur unter günstigen Bedingungen gelingen kann.

Solche epidemiologischen Forschungen sind bei Massenerkrankungen an Poliomyelitis in dicht bevölkerten Gegenden mit regem Verkehrsleben, wie z. B. in Westfalen, außerordentlich erschwert. Wickman arbeitete in dieser Hinsicht in den dünn bevölkerten schwedischen Landbezirken mit relativ geringem Verkehr unter wesentlich günstigeren Verhältnissen. Immerhin konnte auch in Hessen-Nassau der Gang der Epidemie meist noch relativ leicht verfolgt werden, weil die Gesamtzahl der Fälle in den meisten befallenen Ortschaften nur gering war. In vielen Dörfern konnte überhaupt nur ein einziger Fall sichergestellt werden. Gerade bei diesem scheinbar sporadischen Auftreten nur eines einzigen Falles in einem Orte muß man mit der Einschleppung durch scheinbar gesunde Zwischenträger rechnen. Dadurch steigern sich allerdings die Schwierigkeiten, bestimmte einschleppende Personen, die aus infizierten Gegenden kommen, mit hinreichender Sicherheit herauszufinden, ganz außerordentlich.

Für die Tatsache dieser Einschleppung von außen gab uns nun der Beruf des Vaters der erkrankten Kinder wertvolle Winke. Der erste und oft auch einzige Fall von Poliomyelitis in einem zuvor freien Orte betraf in der Regel nicht die seßhafte Bauernbevölkerung. Die Väter waren vielmehr meist Gastwirte, Kutscher, Knechte, Schuhmacher und andere Leute mit offenen Läden, ferner Arbeiter, die zur Arbeitsstätte eine größere Bahnfahrt bzw. einen längeren Weg auch in infizierte Gegenden machen mußten, oder endlich Personen, die beruflich in der ganzen Gegend herumreisten, wie Landbriefträger, Telegraphenarbeiter, Wasenmeister, kurzum Väter mit einem Gewerbe, das sie entweder selbst in infizierte Gegenden führte oder einen lebhaften Verkehr auswärtiger Personen in ihrem eigenen Hause mit sich brachte.

Eichelberg hat beim Studium der vorjährigen Epidemie in den südlichen Kreisen der Provinz Hannover in 2 Fällen die Beobachtung gemacht, daß die Krankheit anscheinend durch Schuhe übertragen wurde. Es handelte sich nach Eichelberg in beiden Fällen darum, daß die Väter, beide Schuster, Stiefel von erkrankten Kindern besohlt haben; 9—10 Tage später stellte sich bei je einem Kinde dieser Schuhmacher die akute Poliomyelitis ein. Im Hinblick auf diese Übertragung durch Schuhe und auf die Tatsache, daß unter diesen 34 Fällen fünfmal der Vater der erkrankten Kinder Schuhmacher war, erwägt Eichelberg die Möglichkeit der Krankheitsübertragung durch Erde. Die vorwiegende Beteiligung gerade jenes Kindesalters, welches sehr viel auf der Erde herumspielt, und auch die besondere Häufigkeit des Leidens bei der ländlichen Bevölkerung stehen nach Eichelberg damit gut im Einklang. Auch in der Stadt Marburg war uns diese besondere Morbidität der Schuhmacherkinder aufgefallen. Unter 15 Fällen von Kinderlähmung aus Stadt Marburg (ohne Weidenhausen) waren die Väter in 3 Fällen Schuhmacher, also in einem noch höheren Prozentsatz als bei Eichelberg. Im einzelnen verteilten sich die genannten 15 Fälle auf 3 Schuhmacher, je einen Handschuhmacher, Bäcker, Gastwirt, Fuhrknecht, Dachdecker, Schlosser, Dienstmann, Arbeiter, Buchhändler, Offizier und Zollbeamten, während es sich im letzten Falle um ein uneheliches Pflegekind handelte. Wir schließen uns durchaus der Aufforderung Eichelbergs an, beim Auftreten der Poliomyelitis auf den Beruf der Väter genau zu achten. Wir selbst besitzen in insgesamt 75 Fällen darüber Notizen. Das Ergebnis ist aus der folgenden Tabelle ersichtlich.

1.	Handwerker	23
	Schuhmacher 6, Schreiner 2, Maurer 2, Anstreicher 2, Dachdecker 2, Schneider 1, Handschuhmacher 1, Bäcker 1, Steindrucker 1, Schornsteinfeger 1, Stellmacher 1, Steinhauer 1, Schlosser 1, Drechsler 1.	
2.	Arbeiter (Fabrik- und Gelegenheitsarbeiter)	19
3.	Landwirte und Ackerleute	8
4.	Fuhrwerksbesitzer und Knechte	7
5.	Wirte und Kellner	4
6.	Bahn-, Post- und Zollbeamte	4
7.	Lehrer	2
8.	Höhere Beamte und Offiziere	2
9.	Diener	2
10.	Abdecker	2
11.	Buchhändler	1
12.	Krämer	1
	insgesamt	75

Aus dieser Tabelle geht zunächst hervor, daß die Handwerkerkinder am meisten gefährdet sind, und unter diesen wiederum die Schuhmacherkinder. Die Tabelle lehrt weiterhin, daß die Beteiligung des Schuhmachergewerbes in der ganzen Provinz zwar immer noch auffallend, aber keineswegs derart ist, wie sie nach dem Ausfall der für die Stadt Marburg gültigen Berufsstatistik zu erwarten war. Die Schuhmacher wurden sogar von den Fuhrwerksbesitzern und Fuhrknechten an Zahl noch übertroffen, ganz besonders aber von den Fabrikarbeitern, die in der Häufigkeitsskala direkt nach den Handwerkern kommen.

Sehr bemerkenswert war in Hessen-Nassau die sehr geringe Morbidität der rein bäuerlichen Bevölkerung (Landwirte und Ackerleute) — eine Tatsache, die mit der häufig gemachten Erfahrung, daß gerade die ländliche Bevölkerung besonders betroffen wird, scheinbar im Widerspruch steht. Die vorherrschende Beteiligung der ländlichen Bevölkerung, die in vielen früheren Epidemien sich geltend machte, traf in Hessen-Nassau nur insofern zu, als die größeren Städte daselbst, vor allem Frankfurt und Kassel, anscheinend nur eine sehr geringe Morbidität im Verhältnis zu ihrer Einwohnerzahl zeigten. Die Mehrzahl der Fälle verteilte sich tatsächlich auf kleine und kleinste Gemeinden. In diesen kleinen Gemeinden wurde jedoch in erster Linie weniger die seßhafte Bauernbevölkerung ergriffen als die Bevölkerungsgruppe mit Gewerben, die die Familienangehörigen und Väter der Patienten, wie schon erwähnt, entweder selbst in infizierte Gegenden führte, oder einen lebhaften Verkehr auswärtiger Personen im eigenen Hause mit sich brachte. Vielleicht gibt unsere Berufsstatistik auch einen Fingerzeig für die Art und Weise, wie Zwischenträger die Krankheit übertragen. Diese erwachsenen Zwischenpersonen brauchen keineswegs Bacillenträger zu sein, d. h. tatsächlich leicht infizierte Personen, die das Virus im Innern des Körpers beherbergen. Der Gedanke Eichelbergs, daß die Übertragung der Erkrankung möglicherweise häufig durch Erde erfolgt, scheint uns durchaus diskutabel, nicht nur im Hinblick auf die vielen Schuhmacherkinder, sondern auch auf die große Morbidität der Handwerkerkinder überhaupt. Auch bei Fuhrwerksbesitzern und Fuhrknechten, sowie bei Gastwirten wäre ein solcher Vorgang wohl denkbar. Wir müssen also auch auf Grund unserer Berufsstatistik mit der Möglichkeit rechnen, daß das Virus der Heine-Medinschen Krankheit durch infizierten erdigen Schmutz, den die Zwischenträger mit Gebrauchsgegenständen und vor allem durch Kleidungsstücke wie Schuhe verschleppen, übertragen werden kann. Die Tatsache, daß die Bauern selber, die am meisten mit Erde zu tun haben, in Hessen-Nassau relativ am wenigsten erkrankten, steht damit nur in scheinbarem Widerspruch. Die seßhaften Bauern Hessen-Nassaus bewirtschaften ihre eigene Erde; sie sind der Infektion mit fremder Erde, die das Virus der Poliomyelitis vielleicht beherbergt, im allgemeinen weniger ausgesetzt als die obengenannten Berufsarten.

Unsere Berufsstatistik lehrt auch, daß sich das Leiden keineswegs an besonders ärmliche und unhygienische Verhältnisse bindet. Wir verfügen über Fälle in allen Gesellschaftskreisen; am häufigsten wird keineswegs die ärmere und ärmste Bevölkerung befallen, wie es ja schon aus dem Überwiegen des Handwerkerstandes hervorgeht. Wir haben auch nirgends beobachten können, daß besondere Unsauberkeit und andere sinnfällige hygienische Schäden der Wohnung irgendwie zu der Erkrankung disponieren. In Marburg und Umgebung sind gerade alle jene Familien, die der Poliklinik teils durch große Armut, teils durch Unsauberkeit, mangelhafte Kinderpflege u. dgl. bekannt sind, verschont geblieben. Auch in anderen Teilen Hessen-Nassaus haben wir immer wieder die gleichen Erfahrungen gemacht. Meist waren es leidlich situierte, recht ordentliche und saubere Familien, die allein oder zuerst in ihren Gemeinden von Poliomyelitis befallen wurden.

Es liegt uns völlig fern, aus den Ergebnissen unserer Berufsstatistik irgendwelche sichere Schlüsse zu ziehen. Vielleicht gibt sie aber im Verein mit den Befunden Eichelbergs die Anregung, diesen Dingen künftig mehr Beachtung zu schenken, als es bisher geschehen ist. In der Monographie Wickmans fehlt eine Berufsstatistik vollkommen, und auch die bisherigen Berichte aus anderen Provinzen Deutschlands, insbesondere aus Westfalen, bringen keine genaueren Einzelheiten darüber.

Wenn nun ein poliomyelitisfreier Ort durch Einschleppung von außerhalb infiziert wurde, so fand die Weiterverbreitung des Leidens anscheinend auf verschiedene Weise statt, zunächst einmal durch Patienten mit Heine-Medinscher Krankheit selbst und dann durch scheinbar gesunde Zwischenpersonen. Die direkte Übertragung der Kinderlähmung von einem kranken Kinde auf ein anderes ist jedoch nach unseren Erfahrungen entschieden recht selten. Dagegen spricht keineswegs das gleichzeitige Vorkommen des Leidens bei Geschwistern, das wir siebenmal beobachten konnten. Gewöhnlich handelte es sich hier nicht um mehrere typische Poliomyelitisfälle in derselben Familie, sondern um ausgeprägte Kinderlähmung bei einem Kinde neben abortiven Formen bei Geschwistern. Es ist übrigens höchst bemerkenswert, daß trotz der Kontagiosität des Leidens und des engsten Verkehrs der Angehörigen miteinander auch in kinderreichen Familien meist nur ein Kind an Poliomyelitis erkrankt. Es besteht hier gewissermaßen eine Selektion, die an die Verhältnisse bei der epidemischen Cerebrospinalmeningitis und zum Teil auch beim Scharlach erinnert.

Beispiele:[1])

Ia. **Ernst Dr., 2 Jahre** (Ockershausen).

Die Eltern und Geschwister des Kindes waren vor und zur Zeit der Erkrankung völlig gesund. Die Familie will angeblich nicht mit Familien zusammengekommen sein, wo Poliomyelitis herrscht. Jedoch hat die älteste 13jährige Tochter in letzter Zeit öfters die Großmutter besucht, die in Weidenhausen wohnt, wo zahlreiche Poliomyelitisfälle liegen. Die Mutter führt die Erkrankung ihres Kindes auf die Impfung zurück, die am 20. November nachmittags in dem Schulhaus des Dorfes stattgefunden hat. Auf eingehendes Befragen gibt sie jedoch zu, daß das Kind schon am Morgen dieses Tages recht matt gewesen war.

---

[1]) Vgl. auch die Fälle P. in Frankenau (S. 36/37).

Am Abend des 20. Novembers trat Fieber auf (s. Kurve auf S. 74). Das Kind hatte keinen Appetit, war sehr unruhig, besonders in der Nacht, und zuckte manchmal heftig mit den Armen und Beinen. Es schwitzte außerordentlich stark, so daß der Kopf stets ganz feucht war. Es war sehr empfindlich beim Anfassen, „man durfte es gar nicht anrühren“; es rief der Mutter beim Herantreten an das Bett ängstlich zu: „Heb mich ja nicht hoch, laß mich nur liegen“. Das Kind, das früher reinlich war, läßt jetzt immer Urin ins Bett, nur aus Angst, auf den Topf gesetzt zu werden. Es schreit dabei fürchterlich. Am 3. Krankheitstage ergab die *Untersuchung* folgendes:

Leichte katarrhalische Angina, kein Herpes noch Kopliksche Flecke. Blutausstrich normal.

Augen- und Hirnnervenstörungen oder bulbäre Symptome sind nicht nachzuweisen.

Die Muskulatur des Kopfes und Rückens funktioniert normal. Es besteht eine leichte Bauchmuskelparese; nur die oberen Bauchdeckenreflexe sind schwach auslösbar. Cremasterreflexe vorhanden. Das Kind kann sich ohne Unterstützung der Hände nicht allein aufrichten.

Es kann sich auch nicht mehr aufstellen und stehen. Die Beinchen knicken dabei um. Der Tonus der Muskulatur ist herabgesetzt, besonders rechts. Die Patellar- und Achillessehnenreflexe sind links schwach auslösbar, rechts vollkommen erloschen; Fußsohlenreflexe sind beiderseits vorhanden.

Das Kind bewegt beide Arme schlecht, besonders scheint die Schultermuskulatur paretisch zu sein. Die Sehnen- und Periostreflexe sind an beiden Armen kaum auslösbar.

Das Allgemeinbefinden besserte sich im Laufe einer Woche bedeutend. Die inneren Organe waren ganz gesund, die Impfpustel gut angegangen. Es bestand jedoch noch große Überempfindlichkeit. Das Kind konnte noch immer nicht allein sitzen, stehen oder gehen. Beide Füße werden in Peroneuslähmungstellung gehalten. Das rechte Bein ist sehr schlaff, das linke von normalem Tonus. Die Sehnenreflexe an den Beinen fehlen jetzt beiderseits vollkommen. Fußsohlenreflexe gut. Die Arme werden wieder leidlich gut bewegt. Keine grobe Sensibilitätsstörung.

Die *Untersuchung* am 9. Februar 1910 ergab folgendes:

Allgemeinbefinden war in den letzten Monaten gut, Schlaf und Appetit ebenfalls. Arme beiderseits gut beweglich. Das Kind kann jedoch noch nicht ordentlich stehen, knickt mit dem rechten Bein ein. Nach Angabe der Mutter fühlt sich das rechte Bein noch kalt und „schlapp“ an. Keine Blasenbeschwerden, jedoch gibt die Mutter an, daß das Kind oft nachts sich verunreinigt, während es vor der Krankheit reinlich gewesen war.

Befund: Blühendes Aussehen, Armbewegung frei, jedoch im linken Arm Tonus herabgesetzt. Bauchdecken spannen sich beim Schreien an, Bauchdeckenreflexe lebhaft. Linkes Bein gut beweglich, Sehnenreflexe lebhaft. Links Plantarreflex gut, kein Babinski. Im rechten Bein ziemlich starke Hypotonie, Fußsohlenreflex nur angedeutet. Sehnenreflexe hier nicht auslösbar. Beim Stehen knickt das Kind mit dem rechten Beinchen ein. Gang ganz unsicher und nur mit Unterstützung möglich. Hirnnerven o. B. Das Kind wird massiert und einmal wöchentlich in der Poliklinik elektrisiert.

Ib. **Else Dr., 3 Monate** (Ockershausen). Schwesterchen des vorstehenden Knaben Ernst Dr.

Als der Bruder dieses Kindes den ersten Tag krank war, nahm die Mutter in der Nacht die kleine Else, die von ihr gestillt wurde, zu sich ins Bett, wo aber schon der ältere kranke Junge lag. Die übrigen vier gesunden Kinder schliefen sämtlich in einem anderen Zimmer.

5 Tage später, am 25. November, erkrankte nun dieses Kind mit hohem Fieber (s. Kurve; Seite 74), Appetitlosigkeit, Schlaffheit und großer Unruhe. Am Tage war das Kind sehr schläfrig, verdrehte öfters die Augen und verzog den Mund. 2 Tage lang bestand auch mäßige Verstopfung. Das Kind schwitzte sehr stark und schien Schmerzen beim Anfassen und bei jeder Bewegung (beim Trockenlegen) zu haben. Die Untersuchung ergab keine deutlichen cerebralen oder bulbären Störungen, nur manchmal Andeutung von Strabismus convergens.

Nackensteifigkeit war nicht vorhanden. Die Haltung des Kopfes war eher schlaff. Der Leib war etwas aufgetrieben, sehr weich, die kotgefüllten Därme fühlbar.

Der ganze linke Arm war sehr schlaff und lag absolut bewegungslos da. Im rechten Arm und der rechten Hand war der Tonus gut und die Bewegung des Armes und der Finger leidlich. Sehnen- und Periostreflexe fehlten aber beiderseits.

Am 2. Krankheitstage schienen auch die Beine paretisch zu sein. Die Mutter gab an, daß das Kind nicht mehr mit den Beinchen strampelte und sie ganz schlaff still liegen ließ. Nach der Meinung der Mutter war die ganze linke Seite des Kindes gelähmt („weil es mit dieser Seite neben dem kranken älteren Knaben im Bett gelegen hatte"!).

Die *Untersuchung* der Beine ergab beiderseits starke Hypotonie (links stärker als rechts). Patellarsehnenreflexe fehlen links vollkommen und sind rechts nur schwach auslösbar. Die Achillessehnenreflexe fehlen beiderseits. Die Fußsohlenreflexe sind rechts schwach, links nicht auslösbar. Kein Babinski. Das Kind macht mit seinen Beinchen nur ganz schwache Abwehrbewegungen bei Stechen und Kneifen.

2 Tage nach der Untersuchung war das Allgemeinbefinden besser. Das Kind war nicht mehr so unruhig, jedoch noch recht überempfindlich und schwitzte auch noch mehrere Tage. An den inneren Organen war nichts Krankhaftes nachzuweisen.

Seit Anfang Februar dieses Jahres wird das Kind in der med. Poliklinik wöchentlich 2 mal massiert und elektrisiert. Der linke Arm ist jetzt immer noch etwas schlaff, jedoch Beweglichkeit besser. Der Tonus im rechten Bein ist ganz gut, im linken Bein jedoch noch herabgesetzt. Der linke Fuß in deutlicher Spitzfußstellung, kalt und cyanotisch. Achillessehnenreflexe fehlen beiderseits, während die Patellarsehnenreflexe jetzt rechts deutlich und links nur schwach auslösbar sind. Fußsohlenreflexe beiderseits vorhanden, aber recht schwach.

IIa. **Helene St., 3 Jahre** (Garbenteich).

Die Eltern und der Bruder des Kindes waren vor der Erkrankung ganz gesund. In Garbenteich selbst sowie in der nahen Umgebung waren in den letzten Jahren nach Angabe des Hausarztes niemals Poliomyelitisfälle zur Beobachtung gekommen.

Am 5. Oktober reiste die Mutter mit ihrem 3jährigen Töchterchen und ihrem 2jährigen Knaben, die beide ganz gesund und kräftig waren, zu Besuch nach Niederwetter, in die nächste Umgebung von Marburg, das mit Poliomyelitis infiziert war. Die Mutter blieb bis zum 10. Oktober in Niederwetter. 5 Tage nach ihrer Rückkehr erkrankte plötzlich das Mädchen mit hohem Fieber, das 2 Tage anhielt (39° morgens). Erscheinungen von seiten der Atmungsorgane und des Darmes fehlten. Das Kind war sehr unruhig, besonders in der Nacht, und schwitzte außerordentlich stark. Es klagte über heftige Schmerzen in den Beinen und schien auch beim Aufrichten und bei allen Bewegungen des Rumpfes sehr schmerzempfindlich zu sein. Krämpfe und sonstige meningitische Reizerscheinungen fehlten vollkommen. Am 2. Krankheitstage trat plötzlich eine Lähmung der rechten Schulter und dann des ganzen rechten Armes ein. Ferner wurde eine auffallende Schlaffheit des Halses und Rumpfes bemerkt. Das Kind konnte sein Köpfchen nicht mehr aufrecht halten, noch allein aufrecht sitzen. „Es bog sich" nach Angabe der Mutter „in den Händen". Der Arzt stellte eine völlige Lähmung der Rumpfmuskulatur fest.

Der Leib war stark meteoristisch aufgetrieben und die Bauchdecken auffallend hypotonisch. Am nächsten Tage trat eine völlige Lähmung beider Beine und auch noch des linken Armes hinzu. Auffallend war die Hypotonie in allen Gliedern. Die Augen und die übrigen Hirnnerven zeigten nichts Krankhaftes.

Am Abend des 3. Tages hatte das Kind starke Schmerzen beim Wasserlassen und konnte nur unter großen Schwierigkeiten trotz öfteren starken Harndranges urinieren. Ohne besondere Störungen von seiten des Herzens und der Lunge, nur unter leichter Cyanose und noch kostaler Atmung mit Temperatur von 39° und Puls 108 trat gegen Abend des 3. Tages unter unveränderter allgemeiner Lähmung des ganzen Körpers rascher *Exitus* ein. Keine Autopsie.

IIb. **Johann Georg St., 2 Jahre** (Garbenteich).

Das Kind ist das Brüderchen des an Poliomyelitis gestorbenen eben erwähnten Mädchens. Es erkrankte einen Tag nach seiner Schwester mit hohem Fieber (morgens über 39°), großer Schläfrigkeit, anfänglicher Verstopfung und zeigte eine große Druckempfindlichkeit beim Anpacken der Arme und Beine. Manchmal traten Spontanzuckungen (Spreizen) in allen Gliedern auf und im Schlaf manchmal Zwinkern mit den Augen.

Am 4. Krankheitstage merkten die Eltern, daß das Kind die Arme, besonders den rechten, nicht mehr gut bewegte, vor allem oben in der Schulter, während die Hand und Finger noch gut schienen. Außerdem konnten auch die Beine des Kindes nicht mehr so gut wie früher bewegt werden.

Die *Untersuchung* ergab: Rechtsseitige Schulterparese, rechte Hand und Finger, sowie linker Arm intakt. Beiderseits anscheinend Parese der Hüft- und Kniestrecker. Beide Füße in deutlicher Peroneuslähmungsstellung; die Sehnenreflexe sind nicht, die Fußsohlenreflexe nur schwach auslösbar.

Der Kopf fällt schlaff nach allen Seiten. Der Leib ist etwas aufgetrieben und sehr weich. Es erfolgt keine Anspannung der Bauchdecken beim Schreien oder Aufrichten des Kindes, das ohne Unterstützung überhaupt nicht sitzen kann. Die Bauchdeckenreflexe sind sehr schwach, Cremasterreflexe jedoch deutlich auslösbar. — Keine gröberen Sensibilitätsstörungen.

Der Schnupfen, der vorher bestanden hat, ist seit Auftreten der Lähmung ganz verschwunden. Die inneren Organe sind ganz gesund; es bestehen auch keine Störungen von seiten der Blase und des Mastdarmes.

Rachenausstrich: Staphylococcus albus und spärliche Pneumokokken.

Im Laufe von 10 Wochen ist die Lähmung der Beine ganz zurückgegangen. Das Kind läuft wieder wie früher; auch die Arme sind besser geworden. Es besteht jedoch noch immer eine ganz leichte rechtsseitige Schulter- und Oberarmparese.

III. **Ida W., ¾ Jahr** (Goddelsheim).

In G. litt gleichzeitig noch ein anderes Kind an Poliomyelitis. Anfang August erkrankte das Mädchen mit Erbrechen und Durchfall.

Zu gleicher Zeit hatte auch der ältere, 3 Jahre alte Bruder dieselben Darmerscheinungen. Beide Kinder wurden vom Arzte wegen Gastroenteritis behandelt. Das ältere Kind jedoch war nach einigen Tagen wieder ganz munter und zeigte niemals Störungen von seiten des Nervensystems.

Bei dem jüngeren Kinde hielt der Durchfall noch längere Zeit an. Andere Störungen von seiten der inneren Organe wurden nicht beobachtet; auch Schweiße fehlten. Das Kind war jedoch sehr überempfindlich beim Anfassen und Hochnehmen.

Die *Untersuchung* am 25. Oktober ergab eine schlaffe Parese des linken Beines mit Peroneuslähmungsstellung des Fußes und Verlust der Sehnenreflexe und des Fußsohlenreflexes. Das rechte Bein schien intakt, der Tonus leidlich. Die Mutter gibt jedoch an, daß das Kind einige Tage lang die Beine überhaupt nicht mehr bewegt hat. Schlaffe Kopfhaltung. Schwäche der Rumpfmuskulatur, Rectusdiastase. — Keine gröberen Sensibilitätsstörungen.

Im Laufe der nächsten Wochen ging die Lähmung im linken Bein zurück.

IV. **Heinrich T., 1½ Jahr** (Ockershausen).

Die Eltern und die Geschwister sowie das kranke Kind selbst sind angeblich nicht mit Familien zusammengekommen, in denen Poliomyelitis herrscht.

Der Knabe wurde jedoch am 20. November im gleichen Lokal geimpft, wo auch der kleine, schon kranke E. Dr. (Seite 45) anwesend war. — Der Vater des Kindes ist seit 3 Jahren schwer lungenleidend, die Mutter und die übrigen 3 Geschwister völlig gesund.

Das Kind erkrankte am 26. November, also 6 Tage nach der Impfung, mit hohem Fieber, mehrmaligem Erbrechen, Appetitlosigkeit und allgemeiner Mattigkeit. Es war sehr unruhig, schien in allen Gliedern ganz steif zu sein und verdrehte auch in der Nacht öfters die Augen. Es bestand mäßige Verstopfung.

Vor 2 Tagen litt der Knabe samt seiner Zwillingsschwester 2 Tage an heftigen Durchfällen (bei der Schwester, die jetzt wieder ganz gesund ist, und bei der auch die neurologische Untersuchung nichts Abnormes finden konnte, war der Durchfall sogar noch stärker als bei dem Knaben). Der kranke Knabe zeigte keine besondere Überempfindlichkeit; auch starkes Schwitzen wurde nicht bemerkt.

Die *Untersuchung* ergab: Keine Nacken- und Wirbelsäulensteifigkeit. Herpes fehlt. Im Blutausstrich normale Verhältnisse. Keine Leukopenie.

Es bestand leichte Parese des rechten Mundfacialis. Das rechte Auge schien normal gerichtet, das linke zuweilen in leichter Strabismus convergens-Stellung.

Das Kind konnte sich ohne Unterstützung gut aufrichten, aber nicht mehr aufstellen, noch stehen oder gehen.

Das rechte Bein war stark hypertonisch gestreckt. Beim Anfassen traten klonische Zuckungen in beiden Beinen auf. Die Sehnenreflexe waren beiderseits lebhaft, rechts sogar erheblich gesteigert. Fußsohlenreflexe normal.

Linker Arm und linke Hand normal. Der rechte Arm stark hypertonisch, die Finger waren samt dem Daumen zur Faust geballt, die nur mit Anstrengung zu öffnen war.

Am Abdomen fand sich nichts Besonderes. Die Bauchdeckenreflexe waren rechts etwas schwächer auslösbar als links. Cremasterreflexe erhalten.

3 Tage nach der Untersuchung (am 28. November) waren auch der linke Arm und das linke Bein vollkommen (und zwar bei mäßiger Hypertonie) gelähmt. Die Mutter bemerkte noch häufige Zuckungen und große Steifigkeit in Armen und Beinen, rechts stärker als links. Die Zunge „ging im Munde hin und her“ und zitterte. Das Kind konnte schlecht schlucken. Es soll auch mit dem linken Auge geschielt haben (Auge soll stets der Nase zu gerichtet gewesen sein); es konnte nichts genießen, war sehr unruhig, schrie beim Anfassen und beim Aufstellen. Kopf und Wirbelsäule steif. Beim Bewegen des Kopfes Schmerzäußerung. Es ließ Urin und Stuhl unter sich. Nach 14 Tagen besserte sich der Zustand etwas. Der Schlaf, der in der letzten Zeit unruhig und kurz gewesen war, wurde ruhiger; auch schienen die Schmerzen beim Anfassen und Aufstehen etwas geringer geworden zu sein. Schlucken und Nahrungsaufnahme wieder besser. Das Schielen verschwand.

Befund am 31. Januar 1910 (Cerebrale Form der Poliomyelitis): Auffallend blasses Kind, Kopf nach hinten in die Kissen gebohrt. Wirbelsäule und Nacken steif, Schreien bei der Untersuchung. Fibrilläre Zuckungen der Zunge. Kind hört, kann schlucken und schreien, spricht aber nicht (hatte vor der Erkrankung schon ganz leidlich gesprochen). Beide Arme steif, hypertonisch, im Ellbogengelenk gebeugt; Sehnenreflexe daselbst, namentlich rechts stark gesteigert. Beide Beine spastisch-paretisch, nur leichte Spontanbewegung der Hüft- und Kniebeuger; Sehnenreflexe sehr lebhaft, deutlicher Babinski beiderseits. Muskulatur stark hypertonisch. Zitterklonus in beiden Beinen. Manchmal Zittern in beiden großen Zehen. Bauchdecken gespannt, Bauchdeckenreflexe auslösbar. — Keine gröberen Sensibilitätsstörungen.

Das durch die eben zitierten Fälle illustrierte Vorkommen des Leidens bei Geschwistern spricht nach unseren Erfahrungen an sich keineswegs für eine gegenseitige Übertragung, sondern meist für eine gleichzeitige und gemeinsame Infektionsquelle. Fast immer erkrankten die Kinder ungefähr am gleichen Tage. Für eine gegenseitige Infektion sprechen also mit hinreichender Wahrscheinlichkeit nur solche Fälle, in denen die Kinder nacheinander und zwar außerhalb des Spielraums der üblichen Inkubationsdauer erkrankten. Nur eine unserer Beobachtungen entsprach diesen Anforderungen.

Auch die Gruppenbildung dergestalt, daß in größeren Dörfern nur einige Nachbarhäuser von dem Leiden befallen werden, beweist nicht immer die gegenseitige Infektion. In dem Waldeckschen Dörfchen Münden, das etwa 500 Einwohner zählt, waren z. B. nur drei benachbarte Häuser im ganzen Dorfe befallen. Die beigegebene Karte mit der Einzeichnung der infizierten Häuser zeigt deutlich diese ausgesprochene Gruppenbildung (Abb. 2, Seite 53). Die Fälle sind kurz folgende:

Die 3 Fälle kamen in Münden, einem Waldeckschen Dorfe von 500 Einwohnern, zur Beobachtung. In diesem Orte sind vorher, wenigstens im letzten Jahrzehnt, niemals Kinderlähmungen vorgekommen. Bei diesen drei Fällen handelt es sich um Kinder, die benachbart wohnten (s. Karte von Münden auf Seite 53) außerdem täglich mehrere Stunden zusammen spielten und fast gleichzeitig an demselben Leiden erkrankten. Ferner ist noch bemerkenswert, daß alle 3 Familien im letzten Sommer und Herbst Besuch aus den mit Poliomyelitis infizierten Rheinlanden und Westfalen hatten.

I. **Mathilde Fr., 4 Jahre.**

Die Eltern des Kindes hatten von Juli bis Oktober dieses Jahres Besuch aus Elberfeld und Barmen.

Das Mädchen erkrankte Anfang September mit Fieber, Schüttelfrost, Appetitlosigkeit und allgemeiner Mattigkeit. Störungen von seiten des Atmungs- und Darmtractus waren nicht nachweisbar. Das Kind war nur sehr unruhig in der Nacht und klagte über Schmerzen in den Beinen. Es schwitzte auch auffallend stark. Über Nacht eine schlaffe Lähmung der linken Hand.

Bei der *Untersuchung* am 6. Oktober fanden sich keinerlei Gehirn- und Augenstörungen. Auch die unteren Extremitäten und die Rumpfmuskulatur verhielten sich vollkommen normal. Neurologisch fand sich nur eine hypotonische Parese des linken Armes, die nicht in der Schultermuskulatur, sondern in der kühlen und etwas cyanotischen Hand am stärksten ausgesprochen war. Die Sehnenreflexe fehlten daselbst. Sensibilität und übriger neurologischer Befund vollkommen normal.

II. **Adolf F., 2¾ Jahre.**

Die Eltern des Kindes hatten vom 14. August bis 13. September Besuch aus Dortmund. In der Familie sonst keine Nervenleiden nachweisbar. Das Kind war stets etwas schwächlich und hat zudem eine Mißbildung am Penis.

Es erkrankte Anfang September mit Fieber, das nur einen Tag anhielt, aber nach 2 Tagen wiederum stärker auftrat (39,8).

Am 3. Krankheitstage traten starke Kopfschmerzen auf, große Mattigkeit, Schläfrigkeit am Tage und Unruhe in der Nacht, manchmal Zuckungen in den Armen. Da in den ersten Tagen starker Durchfall bestand, und auch Schleim im Stuhl gefunden wurde, stellte der Arzt die

4*

Diagnose auf Enteritis. Auffallend war jedoch dabei das starke Schwitzen.

Als das Kind am 5. Krankheitstage wieder aufstehen wollte, konnte es kaum stehen und nicht die Treppe hinuntergehen, fiel gleich hin und knickte mit beiden Beinchen, mit dem linken mehr als mit dem rechten, ein.

Bei der *Untersuchung* am 6. Oktober schleppte es noch das linke Bein stark nach. Der Tonus ist links schlechter als rechts. Die Sehnenreflexe sind beiderseits auslösbar (links jedoch schwächer als rechts). Die Beine fühlen sich kalt an. Sonstige nervöse Ausfallserscheinungen und Organerkrankungen fehlen vollkommen.

Im Rachenausstrich ziemlich reichlich Staphylokokken und Pneumokokken.

III. **Elisabeth Gr., 3½ Jahre.**

Das Kind stammt aus Hagen in Westfalen. Es ist seit April 1909 zur Erholung — es leidet an leichter Rachitis — bei seinen Verwandten in Münden, die diesen Sommer wiederholt Besuch aus Elberfeld und Barmen hatten.

Es erkrankte Anfang September, am gleichen Tage wie die Nachbarskinder, mit hohem Fieber (39°), Erbrechen und Appetitlosigkeit. Es bestanden Durchfälle. Das Kind klagte über Zahnweh und beim Gehen über starke Schmerzen in den Beinen; außerdem stellte sich in den ersten Krankheitstagen häufig heftiger Urindrang ein, ohne daß eine sofortige Entleerung möglich war. Beim Wasserlassen schien das Kind starke Schmerzen zu haben. Schweiße wurden niemals beobachtet.

Am 4. Krankheitstage trat plötzlich, nachdem das Kind tags vorher „etwas wacklig gegangen“ und „in den Knien eingeknickt“ war, eine schlaffe Lähmung beider Beine auf, zugleich auch heftige Schmerzen daselbst, die etwa 8 Tage anhielten und oft so stark waren, daß das Kind nicht schlafen konnte.

Die Lähmung dauerte etwa 14 Tage, dann trat eine allmähliche Besserung ein (in dem rechten Bein eher als in dem linken).

Bei der *Untersuchung* am 6. Oktober läuft das Kind wieder ganz gut, nur noch etwas unbeholfen. Die Patellarsehnenreflexe sind rechts lebhafter als links. Die Fußsohlenreflexe beiderseits gut. Obere Extremitäten und Rumpf völlig normal. — Kein sonstiger Befund.

Nach einigen Wochen war das Kind wieder vollständig hergestellt.

Diese Endemie im Dorfe Münden wurde mit großer Wahrscheinlichkeit aus Westfalen eingeschleppt. Seit langen Jahren war in Münden keine „Poliomyelitis“ mehr vorgekommen. Alle 3 Familien hatten aber gegen September 1909 Besuch aus den infizierten Provinzen Westfalen und Rheinland. Auch hier ist also eine Einschleppung durch zugereiste, scheinbar gesunde und erwachsene Zwischenpersonen anzunehmen. Das Befallensein der 3 Nachbarhäuser ist aber sicherlich nicht darauf zurückzuführen, daß die Erkrankung von dem einen in das andere Haus verschleppt wurde; es wird von den Eltern vielmehr übereinstimmend angegeben, daß die 3 Nachbarkinder, die täglich stundenlang miteinander spielten, fast am gleichen Tage erkrankten.

Mit größter Wahrscheinlichkeit liegt also nicht eine gegenseitige, sondern wahrscheinlich eine gleichzeitige und gemeinsame Infektion vor. Auch aus diesem Grunde müssen wir daran festhalten, daß das Leiden gewöhnlich nicht durch die kranken

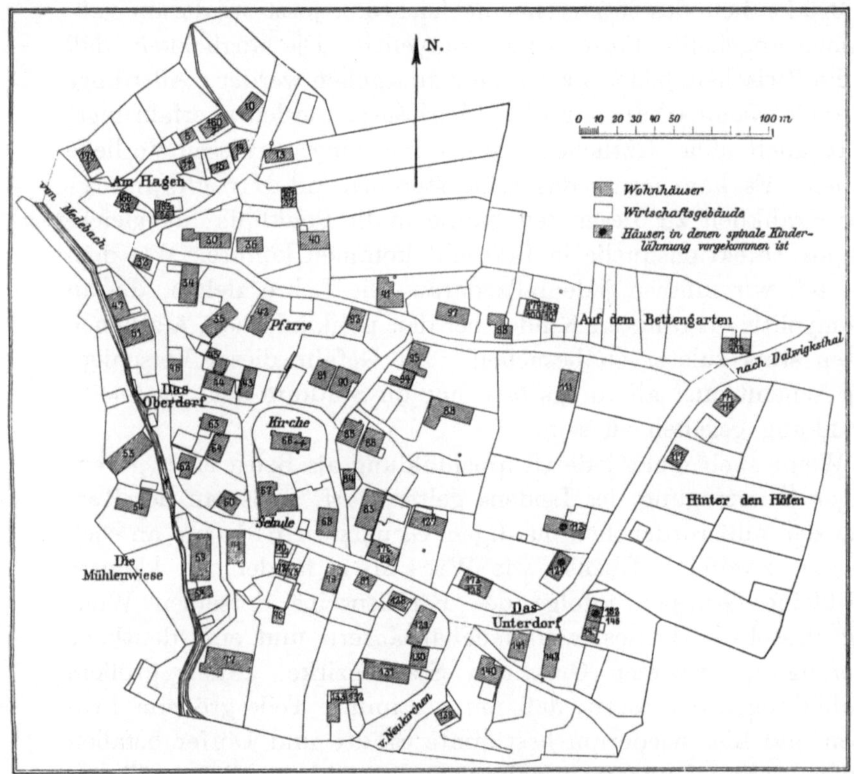

Abb. 2. Dorf Münden im Fürstentum Waldeck.

Kinder direkt übertragen wird. In der Regel findet anscheinend die Übertragung entweder durch scheinbar gesunde Zwischenglieder oder durch Patienten mit abortiven Formen der Heine-Medinschen Krankheit statt. Diese scheinbar gesunden Zwischenglieder können vielleicht auch wirkliche Bacillenträger sein, insofern als sie ohne erkennbare klinische Krankheitserscheinungen das Virus — z. B. im Speichel und Rachenschleim — beherbergen.

Natürlich muß auch an die Möglichkeit einer Krankheitsübertragung durch den Arzt selbst als gesundes Zwischenglied gedacht werden. Wir selbst haben tatsächlich einen Fall beobachtet, wo wir uns die Frage vorlegen müssen, ob wir nicht selbst den Krankheitskeim verschleppten. Am 29. September 1909 besuchten wir das an Poliomyelitis erkrankte Kind B. in Weidenhausen bei Marburg und im Anschluß daran das Nachbarkind H., das an Hirschsprungscher Krankheit litt. Anfang Oktober bekam dann das Brüderchen des letzteren eine leichtere, jetzt wiederum vollkommen abgeheilte Form der Poliomyelitis. Die Möglichkeit, daß wir die Zwischenglieder waren, muß zugegeben werden. Allerdings war es ein Nachbarhaus, und Nachbarhäuser werden ja erfahrungsgemäß auch ohne ärztlichen Besuch mit einer gewissen Vorliebe befallen. Es kam ferner das Schwesterchen mit Hirschsprungscher Krankheit zu dieser Zeit häufig in die Poliklinik, die gleichfalls als Infektionsquelle in Betracht kommen könnte. Wie dem auch sei, wir müssen jedenfalls daraus die Lehre ziehen, die an Poliomyelitis erkrankten Kinder bei den poliklinischen, ärztlichen Visiten stets zuletzt zu besuchen. Die Gefahr dieser Verschleppung scheint uns allerdings fast nur im Stadium der Allgemeinerkrankung gegeben zu sein.

Wenn auch nicht jede Gruppenbildung als Beleg einer gegenseitigen Übertragung des Leidens gelten darf, so ist an der Tatsache der außerordentlich häufigen Gruppenbildung an sich nicht zu zweifeln. Ebenso wie Wickman fanden wir kleinste nnd kleine Gruppen infolge des Befallenseins derselben Wohuung, desselben Hauses, von Nachbarhäusern und eine deutliche Bevorzugung gewisser Ort- und Stadtbezirke. Auch größere Herdbildungen dergestalt, daß nur bestimmte Teile größerer Provinzen und hier wiederum bestimmte Städte und Dörfer befallen wurden, während ungemein zahlreiche benachbarte Orte vollkommen frei geblieben sind, haben wir in Hessen-Nassau beobachtet.

Die beigegebene große Karte (Tafel II) soll die Morbidität der Bevölkerung Hessen-Nassaus bei der vorjährigen Epidemie in der geographischen Verteilung der einzelnen Fälle veranschaulichen, soweit dies bei den sicherlich nicht lückenlosen und aus einzelnen Gebieten, wie z. B. Frankfurt, besonders spärlichen Meldungen möglich ist. Ein Blick darauf zeigt, daß der Regierungsbezirk Kassel stärker befallen ist als der Regierungsbezirk Wiesbaden. Im Regierungsbezirk Wiesbaden liegen die meisten Fälle längs der sehr frequentierten Bahnlinie Koblenz—Gießen, und zwar enger zusammengedrängt in den Kreisen Limburg und Diez. Die übrigen Kreise des Regierungsbezirks Wiesbaden sind relativ frei geblieben. Es finden sich nur wieder in ein freies Terrain vereinzelte kleinere Gruppen eingestreut, vor allem um Wiesbaden, Frankfurt, Montabaur und Dillenburg. Jene Bezirke, die von großen Chausseen und vor allem von Hauptbahnlinien entfernt liegen, sind verschont geblieben. Auch im Regierungsbezirk Kassel zeigt sich eine ausgesprochene Herdbildung. Die großen südlichen und östlichen Teile der Provinz sind im wesentlichen frei geblieben. Es finden sich nur vereinzelte Fälle in den Kreisen Fulda und Hünfeld. Auch hier ist es sehr charakteristisch, daß die drei befallenen Orte wiederum an einer der Haupteisenbahnlinien (Frankfurt—Bebra) und die übrigen beiden Dörfer im nahen Bereich einer von diesen Hauptlinien abgehenden Nebenbahn liegen. Alle Orte in den befallenen Kreisen, die weiter von der Bahnlinie entfernt liegen, blieben auch hier verschont. Die Mehrzahl der Fälle in ganz Hessen-Nassau drängt sich auf die nördlichen und westlichen nach Westfalen zu gelegenen Bezirke zusammen. Die ersten Kinder, die wir in der Poliklinik untersuchten, stammten von der westfälischen Grenze, und zwar aus Orten des schon zuvor verseuchten Kreises Brilon im Regierungsbezirk Arnsberg. Es scheint uns, daß von diesen westfälischen Bezirken aus die Erkrankung auf die angrenzenden Teile des Fürstentums Waldeck und vor allem des Regierungsbezirks Kassel (vielleicht längs der Kleinbahnlinie Brilon—Frankenberg?) übergegriffen hat. Für diese Infektion von Westfalen her spricht auch die Tatsache, daß die nächstgelegenen Orte Hessen-Nassaus und Waldecks zeitlich später als die westfälischen Bezirke befallen wurden, und daß in zwei Orten — Frankenau und Münden — die Einschleppung durch scheinbar gesunde und erwachsene, aus Westfalen zugereiste Personen direkt nachgewiesen werden konnte.

Ein weiterer Herd des Regierungsbezirks Kassel liegt ganz im Norden unserer Provinz und vereinigt sich anscheinend mit jenem, der sich nach den Berichten Eichelbergs in den angrenzenden südlichen und nach Westfalen gerichteten Teilen der Provinz Hannover, besonders in der Umgebung von Uslar und Münden, entwickelt hat. Überall erkennt man, auch im Regierungsbezirk Kassel, die Bindung der ersten Fälle an Eisenbahnen und größere Landstraßen; nur in der Umgebung von Marburg und

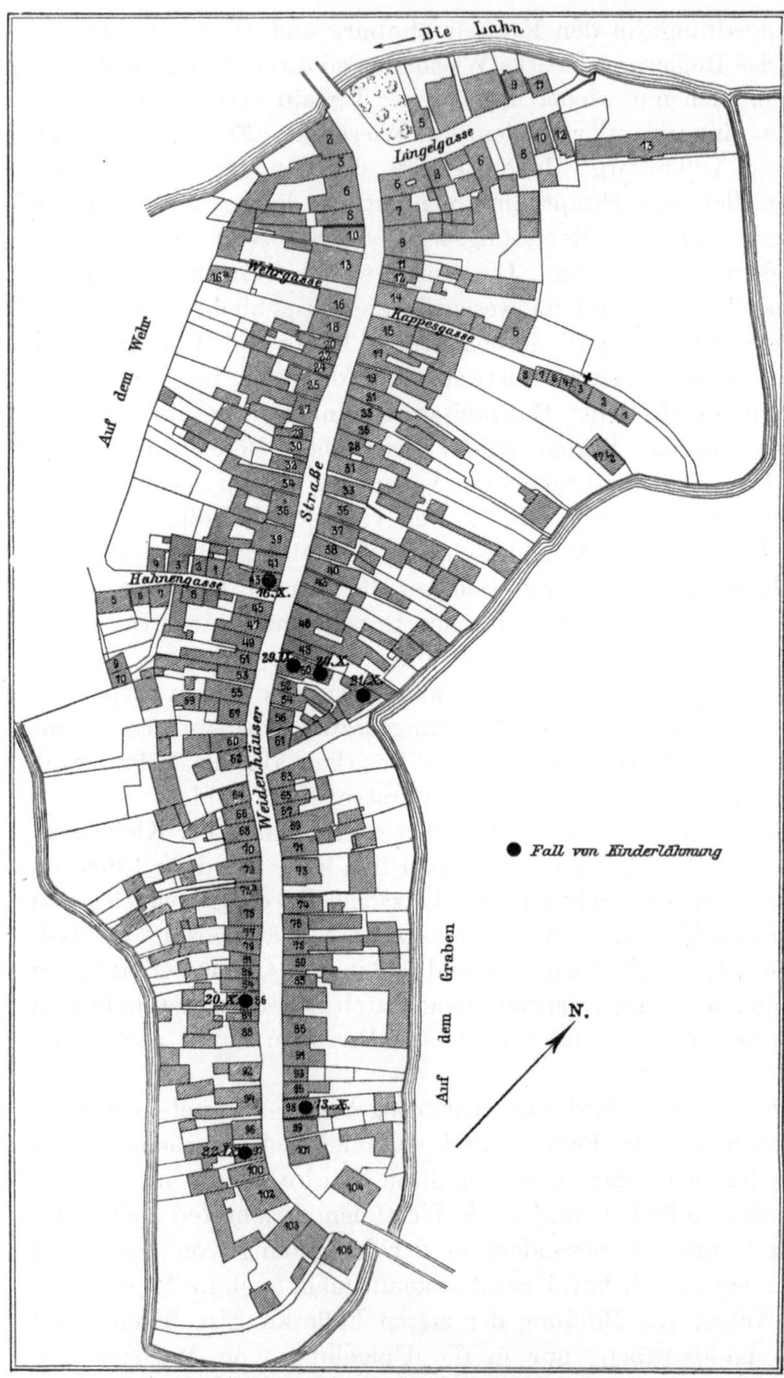

Abb. 3. Dorf Weidenhausen bei Marburg.

Kirchhain, wo die Epidemie die größte Ausdehnung erreichte, ging diese Bindung an Eisenbahnen und größere Landstraßen teilweise verloren. Wenn aber einmal ein an größerer Verkehrsstraße gelegener Ort von außerhalb infiziert ist und sich ein Herd entwickelt, so kann schon der lebhafte Ortsverkehr zwischen den Nachbargemeinden die Weiterverbreitung des Leidens auch auf kleinen Nebenstraßen vermitteln. Die besondere Morbidität der Kreise Marburg und Kirchhain kann allerdings teilweise auf einer Fehlerquelle beruhen. Die persönlichen Beziehungen vieler Ärzte aus der Umgebung, zur Klinik und Poliklinik, die erleichterte Kontrolle der einzelnen Fälle und die Möglichkeit einer besseren Feststellung atypischer Formen durch häufigere Beratung mit den behandelnden Ärzten bedingen vielleicht eine scheinbare Erhöhung der Morbidität. Andererseits waren die Fälle in der Mehrzahl doch derart typisch, daß sie sicher aus anderen Bezirken gemeldet worden wären.

Von Ende August bis Mitte September besuchte ein scheinbar gesunder Mann mit seiner gleichfalls gesunden 14jährigen Tochter ihre in Marburg und Weidenhausen wohnenden Verwandten. Der Besuch kam aus infizierten Gegenden Westfalens zugereist. Vater und Tochter nahmen in Weidenhausen, Cappesgasse 3 (s. + auf der Karte von Weidenhausen; Abb. 3, Seite 56), Wohnung. Während wir zuvor in Marburg und Umgebung, obwohl wir im Hinblick auf die westfälische Epidemie stets darauf fahndeten, weder typische noch atypische frische Fälle von Kinderlähmung entdecken konnten, brach gegen Ende September das Leiden in Weidenhausen bei 2 Kindern, die benachbart wohnten, fast gleichzeitig aus. Im Laufe der nächsten 6 Wochen waren bereits 5 Kinder in diesem Vorort Marburgs erkrankt. Die Verteilung der Fälle in W e i d e n h a u s e n zeigte, wie die Kartenskizze (Abb. 3) beweist, entschieden eine Gruppenbildung. Etwa 10 Tage nach Beginn der Epidemie in Weidenhausen, die möglicherweise doch von dem schon mehrere Wochen dort wohnenden Besuch aus Westfalen eingeschleppt worden ist, erkrankte in Marburg (am Renthof 28) das 12jährige Töchterchen jener Familie, die gemeinsam mit den Verwandten in Weidenhausen bis Mitte September den eben erwähnten Besuch aus Westfalen gehabt hatte. Annähernd um dieselbe Zeit bekamen 3 weitere Kinder in Marburg Poliomyelitis; 2 davon wohnten — fast benachbart — ganz in der Nähe der Brücke, die Marburg mit dem infizierten Weidenhausen verbindet. Bemerkenswerterweise war der Vater des einen Kindes wiederum ein Gastwirt, in dessen Lokal sehr viele Personen aus Weidenhausen verkehrten. Der Vater des anderen gab an, daß sein Kind vor der Erkrankung fast jeden Tag über den sogenannten Weidenhausener Graben (s. Abb. 3) nach dem Garten geführt wurde. Im Hinblick auf die Angabe Eichelbergs ist vielleicht die Tatsache von Interesse, daß zwei dieser zuerst befallenen Familien auch Schuhe bei ein und demselben Schuhmacher in Weidenhausen ausbessern ließen.

Auch bei der weiteren Ausbreitung in Marburg (Tafel I) kam es meist wiederum zu einer deutlichen Gruppenbildung. Zunächst einmal wurde etwa 8 Tage, nachdem das Mädchen am Renthof erkrankt war, ein ganz in der Nähe wohnendes 1 Jahr altes Schuhmacherskind von schwerer Kinderlähmung befallen. Ohne daß die Infektionsquelle mit genügender Sicherheit zu eruieren war, bekamen ferner in dem Hause Aföller 47 in der ersten und zweiten Etage je ein Kind Poliomyelitis, das zweite 3 Wochen später als das erste; etwa 14 Tage darauf wurde auch das ganz in der Nähe liegende Haus Aföller 50 befallen. Ein direkter Personenverkehr war zwar nachträglich nicht mehr festzustellen; die etwas älteren Geschwister der kleinen Patienten aus beiden Häusern spielten jedoch fast täglich auf der Wiese, die die beiden Häuser voneinander trennt. Auch in der relativ am stärksten befallenen Altstadt kam es zu weiterer Gruppenbildung. In der Nikolaistraße, die nicht weit von der früher befallenen Reitgasse und dem Gasthaus in der Nähe der Weidenhausener Brücke entfernt liegt, wurden wieder 2 Nachbarhäuser befallen. Ein 10jähriger Knabe erkrankte etwa 11 Tage nach dem 10 Monate alten Nachbarskind. Die übrigen Fälle in Marburg liegen mehr zerstreut. Die Erkrankung trat hier mit einer einzigen Ausnahme später als bei den obenerwähnten Gruppen auf, und bei den zahlreichen Verkehrs- und Ansteckungsmöglichkeiten war der direkte Zusammenhang mit den alten Fällen nicht mehr mit voller Bestimmtheit zu erbringen. Immerhin konnte fast stets der Nachweis eines Personenverkehrs zwischen den erkrankten Häusern geführt werden. Relativ frühzeitig und relativ weit z. B. von den zuerst infizierten Häusergruppen in der Altstadt entfernt wurde in der Neustadt nur die an der Haspelstraße gelegene Bäckerei befallen. Es wurde als Infektionsmöglichkeit nur festgestellt, daß das 7jährige kranke

Mädchen mit einer Altersgenossin in der Schulklasse zusammen war, deren Schwester jüngst an Kinderlähmung erkrankte. Es ist auch noch bemerkenswert, daß die wenigen mehr zerstreuten Fälle fast ausschließlich Kinder betrafen, deren Väter den besonders gefährdeten Berufen angehörten (2 mal Schuhmacher, 1 Fuhrknecht, 1 Bäcker, 1 Dachdecker). Der eine Schuhmacher hatte auch in der letzten Zeit für Familien mit Poliomyelitiskindern gearbeitet; der andere stellte dies in Abrede. Es stand jedoch fest, daß sein an Poliomyelitis verstorbener Knabe in die Kinderschule ging, wohin auch Kinder aus dem schwer infizierten Weidenhausen kamen. Außerdem war die Mutter des Knaben kürzlich mit einer Frau zu sammen, die von ihrem vor einiger Zeit an Poliomyelitis erkrankten Kinde begleitet war. Von Weidenhausen und Marburg aus wurden weiterhin Cappel und später Ockershausen, sowie Wehrda infiziert. Bei Ockershausen konnte die Infektion von Weidenhausen aus zeitlich und örtlich festgelegt werden. Die dortigen Fälle bildeten wiederum kleine Gruppen, insofern zweimal Geschwister an Heine-Medinscher Krankheit litten.

Der Versuch, die Fortentwicklung der Epidemie in größeren Herden genauer zu verfolgen, gelingt nur durch sehr eingehende und persönliche anamnestische Erhebungen bei möglichst zahlreichen Familienmitgliedern. Es wird von Laien und auch von Ärzten fast nur die Möglichkeit einer direkten Übertragung von einem an Poliomyelitis erkrankten Kinde auf das andere berücksichtigt. Gerade diese direkte Übertragungsweise ist aber sicherlich recht selten. Die weitaus häufigere, indirekte Infektion durch Zwischenträger kann aber derart vielgestaltig und verborgen sein, daß sie nur durch genaueste Nachforschung ermittelt werden kann. Wenn sich aber dann die Fälle in einem Orte sehr gehäuft haben, so beweist der gelegentliche Verkehr von Familienangehörigen früher befallener Kinder mit den Angehörigen der später erkrankten wenig für die Annahme einer Übertragung durch gesunde Zwischenpersonen; dann können eben Zufälligkeiten eine große Rolle spielen. Die Tatsache, daß wir glücklicherweise in Hessen-Nassau von Massenerkrankungen verschont blieben, und daß selbst in Marburg und Umgebung die Morbidität nur gering blieb, war deshalb solchen epidemiologischen Studien günstig. Die Gesamtzahl der Fälle mit deutlichen Lähmungserscheinungen betrug in Marburg nur 15, in Weidenhausen 8; die Gesamtmorbidität also nur etwa 0,1% bei einer Gesamteinwohnerzahl von 21 723. Diese Zahl würde sich noch wesentlich erhöhen bei Berücksichtigung der zahlreicheren, aber einer sicheren Schätzung nicht zugänglichen larvierten Formen. Die glücklicherweise geringe Erkrankungsziffer während unserer Epidemie wird dadurch treffend illustriert, daß unter den etwa 2 070 000 Einwohnern der Provinz Hessen-Nassau im letzten Quartal des vorigen Jahres nach unserer Berechnung nur etwa 0,005% der Bevölkerung an epidemischer Poliomyelitis und nur etwa $^1/_{70}$% der etwa 700000 betragenden Kinder (bis zum 15. Lebensjahr) erkrankten. Wie hohe Werte aber die Morbidität bei Epidemien in einzelnen Herden erreichen kann, lehrt die Angabe Wickmans, daß in dem Ort Traestena (Schweden) nahezu 10% der Einwohner erkrankten. Trotzalledem blieben auch die höchsten Werte weit hinter den gewaltigen Zahlen zurück, die wir bei anderen Infektionskrankheiten, z. B. bei Influenzaepidemien kennen. Aus dieser geringen Morbidität bei der Heine-Medinschen Krankheit darf man jedoch keineswegs auf eine geringe Kontagiosität schließen. Es scheint uns fast, daß auch — in ähnlicher Weise wie beim Scharlach — einer geringen individuellen Empfänglichkeit große Bedeutung zukommt. Ist eine solche Disposition aber bei Personen, die an infizierte Orte kommen oder mit Zwischenträgern irgendwie in Berührung treten, tatsächlich vorhanden, so scheint es fast, daß die Infektionsgefahr eine außerordentlich große ist und derjenigen beim Scharlach vergleichbar wird.

Die Annahme, daß das Leiden von Person zu Person und zwar häufig durch scheinbar gesunde Zwischenträger (in dem oben erwähnten Sinne) übertragen werden kann, gibt natürlich noch keineswegs Aufschluß über die nähere Art und Weise, wie im Einzelfall die Infektion zustande kommt. Daraus, daß viele Kranke mit initialen Störungen von seiten der Luftwege und der Verdauungsorgane erkranken, kann man noch nicht mit Sicherheit schließen, daß Respirations- und Digestionstractus die Eingangspforte darstellen. Aus den Flexnerschen Versuchen geht hervor, daß bei intracerebraler Verimpfung des Virus eine Ausscheidung in Speichel- und Rachenschleim stattfindet. Man könnte deshalb die Frage aufwerfen, ob die scheinbar primären Affektionen der oberen Luftwege nicht schon sekundäre Zustände sind. Zudem war die intratracheale Verimpfung des Virus bisher ohne Effekt.

Auch die Durchfälle beweisen an sich nicht die Eingangspforte vom Darmkanal aus. Die intracerebrale Verimpfung von Virus kann gleichfalls sekundär Durchfälle verursachen. Trotzalledem scheint die Aufnahme des Virus von den oberen Luftwegen und dem Darmtractus aus noch am wahrscheinlichsten, zumal die erwähnten Durchfälle der Affen bei intracerebraler Impfung nicht Frühsymptome darstellen, sondern erst mit dem Auftreten der Lähmung eintreten. Außerdem fanden wir keine Anhaltspunkte für die Übertragung durch Ungeziefer, und die experimentellen Untersuchungen lehren endlich, daß das Virus von der unverletzten Haut aus nicht aufgenommen wird. Jedenfalls beweisen die Experimente, daß das Virus im Rachenschleim und vor allem im Speichel vorhanden ist. Die Möglichkeit, daß die Übertragung durch den Speichel (vielleicht auf dem Wege der Flüggeschen Tröpfcheninfektion?) zustande kommen kann, liegt deshalb außerordentlich nahe. Wir haben an diese Übertragungsweise schon vor Kenntnis der Flexnerschen Versuche gedacht auf Grund der auffallenden Analogien zwischen Poliomyelitis und Lyssa. Möglicherweise ist das Virus, obwohl der experimentelle Beweis noch fehlt, in den Darmentleerungen und im Mageninhalt vorhanden. Eichelberg berichtet von einer Frau, die ein später an Poliomyelitis erkranktes Kind, das initiales Erbrechen und Durchfälle hatte, auf den Arm nahm. Ein Teil des Erbrochenen spritzte auf die Kleider der Frau. Sie ging dann nach Hause und spielte mit ihren beiden 3—4jährigen Enkelkindern. Beide Kleinen erkrankten 10—11 Tage später an typischer Kinderlähmung. Hier liegt wohl die Möglichkeit vor, daß das Virus in dem Erbrochenen enthalten war. Die Übertragungsweise durch scheinbar gesunde Zwischenträger kommt aber auch ohne Beschmutzung der letzteren durch Magen-Darmentleerungen so häufig zustande, daß der Rückschluß auf diese Infektion durch Mageninhalt keineswegs bindend ist. Jedenfalls müssen wir praktisch mit beiden Möglichkeiten rechnen: einer Übertragung durch Speichel und Auswurf und einer solchen durch die Magen-Darmentleerungen. Uns selbst fehlen, wie schon oben bemerkt, trotz vielfachen Bemühens sichere klinische Einzelbeobachtungen dafür, daß das in solchen Ausscheidungen haftende Virus auf Nahrungsmittel und Gebrauchsgegenstände übergeht und dadurch indirekt weiterverbreitet wird. In einem Falle

Wickmans jedoch war tatsächlich an eine Übertragung des Leidens durch die mit dem Virus infizierte Milch von einer bestimmten Meierei aus zu denken. In manchen solchen Fällen scheinbarer Übertragung durch Nahrungsmittel ist allerdings die Deutung möglich, daß nicht das aus dem zunächst infizierten Hause stammende Nahrungsmittel der wirkliche Träger des Virus ist, sondern nur der Überbringer; d. h. es kommt nicht dieselbe Milch, sondern der gleiche Bote in Frage. Es braucht gar nicht einmal ein Zwischenträger in dem Sinne zu sein, daß er ohne klinische Kennzeichen leicht infiziert ist; das Virus könnte an seinen Kleidungsstücken und vor allem an seinen Schuhen haften.

Die experimentelle Erfahrung, daß das Virus sich gegen Austrocknung und niedrige Außentemperaturen recht widerstandsfähig zeigt, ist wohl vereinbar mit dem epidemiologischen Befund, daß die Heine-Medinsche Krankheit vielleicht auch durch Schuhe verschleppt werden kann. Schon das Betreten eines Krankenzimmers, bei dem das Virus infolge der Infektion mit Speichel und Auswurf am Fußboden haften mag, könnte zur Weiterverschleppung des Erregers durch Schuhe genügen. Es kann so wiederum der Fußboden (z. B. in Wirtschaften) infiziert werden, und dadurch endlich wiederum die kleinen Kinder, die mit ihm besonders gern in Berührung kommen. Doch das sind vorläufig nur Hypothesen, deren Prüfung der experimentellen Forschung ein dankbares Feld gibt.

Die schon von vornherein unwahrscheinliche Behauptung von Impfgegnern, daß die spinale Kinderlähmung durch die Vaccination übertragen wird, ist unzweifelhaft falsch. Zunächst einmal erreicht die Morbidität, wie aus den später mitzuteilenden Kurven (S. 68) hervorgeht, ihren Höhepunkt im 18.—24. Lebensmonat, also $^1/_2$—1 Jahr nach der Impfung. Die Inkubationsdauer des Leidens beträgt aber nur durchschnittlich eine Woche. Ferner begann bei zahlreichen anderen Patienten die Krankheit erst nach Jahren, bei 2 Kranken erst nach einem Jahrzehnt und mehr nach der Impfung — eine Tatsache, die allerdings, wie uns ein ärztlicher Impfgegner schriftlich mitteilte, im Hinblick auf die Möglichkeit von „Spätwirkungen" die Behauptung der Impfgegner nicht zu entkräften scheint. Wichtiger ist deshalb der Befund, daß zahlreiche Kinder schon im ersten Lebensjahre, ja in den ersten Lebensmonaten, also schon vor der Impfung erkrankten. Ein als Impfgegner bekannter Arzt meinte allerdings, daß in solchen Fällen die Impfung der Eltern die Erkrankung des Kindes an Poliomyelitis verursachen könne. Es bedarf keines Hinweises, daß solche Anschauungen einer weiteren Widerlegung kaum bedürfen und höchstens psycho-pathologisches Interesse beanspruchen. Ein Zusammenhang mit der Schutzimpfung ist ebenso wie bei anderen Infektionskrankheiten nur insofern möglich, als zur Zeit einer Epidemie bei Gelegenheit gemeinsamer Impftermine der uns noch unbekannte spezifische Poliomyelitiserreger von Person zu Person übertragen werden könnte. Wir selbst haben einen einschlägigen Fall beobachtet:

In dem Dorfe O. bei M. wurde die Erkrankung des ersten sicheren Falles von Poliomyelitis bei einem 2jährigen Kinde auf die Impfung zurückgeführt (vgl. Fall Ernst Dr. auf Seite 45). Die Nachforschungen ergaben, daß der Knabe schon am Tage des Impftermins erkrankt war. Die Mutter hatte schon am Morgen, also vor Ausführung der Impfung, bemerkt, daß ihr Kind auffallend matt und „hängrig" war. Hier liegt also ein zufälliger zeitlicher Zusammenhang vor, zumal festgestellt wurde, daß die älteren Geschwister des Knaben öfters ihre Großmutter besuchten, die in W. wohnte, wo zahlreiche frische Poliomyelitisfälle lagen[1]). Bei dem gleichen Impfungstermin mit diesem schon an beginnender Poliomyelitis erkrankten Kinde war auch ein $1^1/_2$jähriger Knabe anwesend, der 6 Tage nach dem Impfungstermin, also nach Ablauf der üblichen Inkubationszeit, an einer cerebralen Form der Kinderlähmung akut erkrankte (vgl. Fall IV, Seite 49). Diese Beobachtung spricht durchaus für die Möglichkeit, daß der 2. Fall durch den ersten bei Gelegenheit des gemeinsamen Impftermins in einem kleinen Raume (Klassenzimmer einer Dorfschule) übertragen wurde, um so mehr als eine andere Infektionsquelle nicht nachweisbar war. Daraus ergibt sich die Forderung, beim Vorkommen frischer Fälle von Poliomyelitis die Impftermine zu verschieben.

Verschiedentlich wird in der neuen Literatur über ein gleichzeitiges gehäuftes Sterben von Tieren unter Lähmungserscheinungen während des epidemischen Auftretens der Poliomyelitis

---

[1]) Bemerkenswerterweise hat die gleichzeitige Infektion mit dem Virus der Heine-Medinschen Krankheit auf die Entwicklung und Ausprägung der Impfpusteln keinerlei erkennbaren Einfluß ausgeübt.

berichtet. Dieses gleichzeitige Tiersterben besitzt hohes epidemiologisches Interesse. Es liegt ja die Möglichkeit einer Weiterverbreitung des Leidens durch Tiere — in ähnlicher Weise wie Lyssa und Pest, vor. Wickman erwähnt, daß in einer Familie mit 3 Poliomyelitisfällen kurz vorher ein Dachshund von akuter Lähmung der Hinterbeine befallen wurde; er hebt jedoch hervor, daß eine solche Lähmung bei Hunden nichts Außergewöhnliches sei, und daß die pathologisch-anatomischen Befunde gegen die behauptete Identität der sogenannten „nervösen Hundestaupe“ mit der spinalen Kinderlähmung sprechen. Größere Bedeutung mißt Wickman den Befunden von Behrmann-Kungsör und Caverley bei, die während einer Epidemie bei Kaninchen und Hühnern Lähmungserscheinungen konstatierten. In einem derartigen Falle ergab die von Dana vorgenommene mikroskopische Untersuchung bei einem Huhn poliomyelitische Veränderungen. Diese Angaben über gleichzeitiges Hühnersterben wurden späterhin von Krause-Bonn bestätigt. Ein Gastwirt berichtete ihm, daß zugleich mit der Erkrankung seiner Tochter zwei junge Hühner unter eigenartigen Lähmungserscheinungen verendet seien. Ein drittes sei krank gewesen, habe sich aber bald wieder erholt. Die Sektion des letzteren ergab keinen pathologischen Befund. Auch in einem anderen westfälischen Ort, wo mehr als 20 Fälle von Poliomyelitis vorkamen, war nach Krause im Juni vorigen Jahres ein großes Sterben unter den jungen Hühnern, während die älteren verschont blieben (in einem einzigen Hühnerhofe starben 60 Küken). Gleiches beobachtete Wilke: Während des gehäuften Auftretens von spinaler Kinderlähmung trat im selben Orte bei 6 Hühnern eines Geleges eine eigenartige Rückenmarkskrankheit auf, die mit völliger Lähmung der Gliedmaßen bei erhaltenem Gefühl einherging und dem klinischen Bilde der Poliomyelitis glich. In Frankfurt a. M. soll andererseits nach Sturm bei Hunden (namentlich bei Teckeln) eine zur Lähmung aller 4 Gliedmaßen führende Erkrankung, die sich in ihren Erscheinungen eng an die spinale Kinderlähmung anschließt, im letzten Jahre häufig vorgekommen sein.

Im Hinblick auf die Angaben Wickmans haben auch wir auf dieses Tiersterben in Hessen-Nassau geachtet. Nur in 2 Fällen war ein gleichzeitiges Hühnersterben festzustellen. In dem einen Fall führte die Mutter die Erkrankung ihres Kindes darauf zurück, daß es Eier von einem unter Schluckstörungen verendeten Huhn gegessen haben soll. Solche Krankheiten sind aber bei Hühnern derart gewöhnlich, daß die Annahme eines zufälligen zeitlichen Zusammenfallens hier am nächsten liegt. Bemerkenswerter war der andere Fall:

Emil S., 2 Jahre, Schüllar bei Perleberg.

Im etwa eine Meile entfernten Nachbarort sind kürzlich 2 Poliomyelitisfälle vorgekommen. Keine Poliomyelitisfälle am gleichen Ort. Ein direkter oder indir.kter Verkehr der im Nachbarort befallenen Familien mit den Angehörigen des Kindes und dem Kinde selbst nicht nachweisbar.

Die Familie war vor und zur Zeit der Erkrankung des Kindes gesund. Drei Hühner in dem Hof waren an einer eigenartigen Lähmung erkrankt, sie konnten nicht mehr laufen, schwankten hin und her und fielen nach wenigen Schritten um.

Das Kind schleppte kurz vor seiner Erkrankung eins der kranken Hühner, das auch bald darauf starb, im Hofe herum und spielte mit ihm.

Am 1. Januar erkrankte das Kind ganz plötzlich mit heftigem Erbrechen und Leibschmerzen. Am nächsten Tage („über Nacht") war das rechte Bein völlig gelähmt, schlaff bis zur Hüfte, ganz kalt und unbeweglich. Am 3. Tag trat eine Verstopfung hinzu, die etwa 14 Tage anhielt. Das Kind schien große Schmerzen beim Herausnehmen aus dem Bett und beim Wasserlassen, das ihm einige Tage Beschwerden machte, zu haben. Zweimal ließ das Kind 24 Stunden überhaupt keinen Urin, obwohl es über Harndrang klagte. Der Mutter fiel ferner das starke Schwitzen des Kindes auf. In den ersten Krankheitstagen war auch die rechte Schulter schlaff, und der Arm wurde nicht so gut bewegt wie früher. An den Augen und Ohren wurde nichts bemerkt. Der Schlaf war immer ruhig; niemals Krämpfe. Nach 3 Wochen war der rechte Arm wieder völlig gesund, das rechte Bein war zwar noch schlaff, aber schon etwas beweglich.

Befund am 7. Februar 1910: Innere Organe gesund. Keine Augen- und Gehirnstörungen.

Obere Extremität normal. Im rechten Arm mäßige Hypotonie und die Bewegung in der Schulter nicht so kräftig wie links.

Linkes Bein normal, Sehnen- und Fußsohlenreflexe vorhanden; rechtes Bein: ausgeprägte hypotonische Parese, Sehnenreflexe nicht auslösbar, Fußsohlenreflexe sehr schwach, kein Babinski. Rumpfmuskulatur o. B. Tonus der Bauchdecken leidlich, Bauchdeckenreflexe nicht auslösbar. Cremasterreflex vorhanden. Keine sonstigen neurologischen Störungen.

In einem bisher verschonten Dorfe, das etwa eine Meile von einem infizierten Orte entfernt liegt, erkrankte als einziges Kind ein 2 Jahre alter Knabe an typischer Poliomyelitis. Eine Übertragung des Leidens von Person zu Person, auch durch gesunde Zwischenträger, war trotz eingehender Nachforschung nicht nachzuweisen. Die Mutter glaubte, die Erkrankung auf Infektion durch ein Huhn zurückführen zu müssen. Kurze Zeit vor dem

Krankheitsausbruch bei dem Kinde litten nämlich mehrere Hühner an Lähmungserscheinungen. Der noch ganz gesunde Knabe nahm eines der gelähmten Hühner, weil es nicht mehr laufen konnte, häufig auf den Arm, trug es auch herum, spielte mit ihm und erkrankte wenige Tage später selbst an Poliomyelitis. — Ein gleichzeitiges auffälliges Kaninchensterben fand sich in dem S. 104 beschriebenen Fall VI.

Da wir ein solches gleichzeitiges Tiersterben nur ausnahmsweise eruieren konnten, und auch bei Tieren seuchenhafte, mit der Poliomyelitis vielleicht verwandte, aber doch nicht identische Lähmungszustände, wie z. B. die Bornasche Krankheit, auch

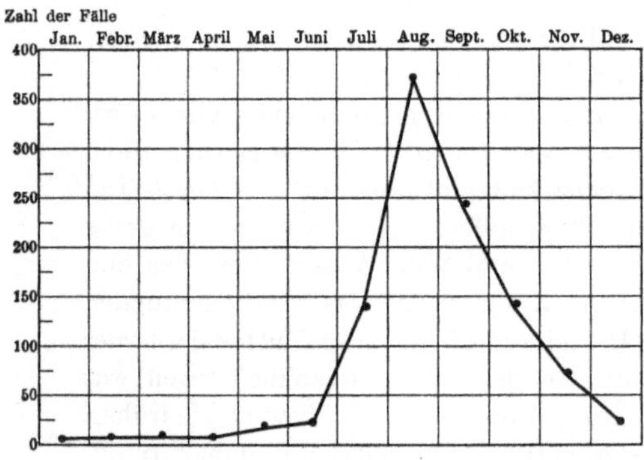

Abb. 4. Frequenz der Heine-Medinschen Krankheit in Schweden 1905 (Wickman).

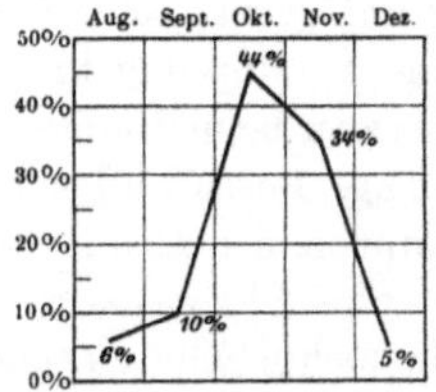

Abb. 5. Prozentuale Häufigkeit unserer Fälle von August bis Dezember.

sonst vorkommen, und da endlich die bisherigen experimentellen Untersuchungen hinsichtlich der Übertragung des Virus auf Hühner negativ waren, müssen wir uns versagen, daraus besondere Schlüsse zu ziehen. Es liegt zudem die Möglichkeit nahe, daß jene epidemiologischen und noch ganz unbekannten Ursachen, die das zeitweise heftige Aufflackern der Heine-Medinschen Krankheit erklären, auch die gleichzeitige Häufung andersartiger oder auch verwandter Tierseuchen begünstigen. Nachforschungen bei einem vielbeschäftigten Tierarzte in M. haben allerdings nichts ergeben, was für eine besondere Häufung ähnlicher Erkrankungen bei Tieren während der Poliomyelitisepidemie im hiesigen Kreise spricht.

Die Krankheit kommt zweifellos zu jeder Jahreszeit vor; sie bevorzugt aber ganz ausgesprochen Sommer und Herbst. Netter nennt das Leiden sogar eine Sommerkrankheit. Die Abb. 4

veranschaulicht die enorme Steigerung der Erkrankungsziffer während Juli bis Oktober während der letzten schwedischen Epidemie. Diese Vorliebe des Leidens für die wärmere Jahreszeit ist kaum durch eine Empfindlichkeit des Virus gegen Kälte zu erklären (Römer).

Im Gegensatz zu den meisten früheren Beobachtungen war die Morbidität während der Epidemie in Hessen-Nassau von Juli bis September wesentlich geringer als im Oktober und November. Über $^3/_4$ der Gesamtzahl unserer Fälle erkrankten in diesen beiden Monaten. Während sonst also das 3. Quartal erheblich stärker befallen zu sein pflegt, ist es bei uns das 4 (vergl. Abb. 6 u. 7). Während wir selbst im Juli nicht einen einzigen

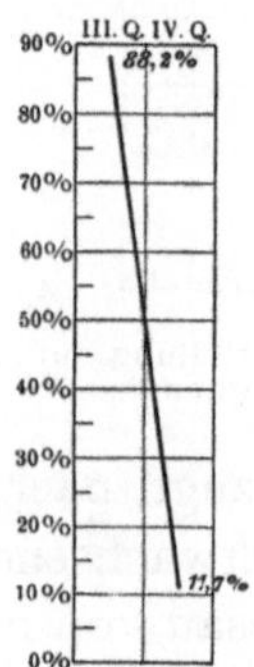

Abb. 6. Prozentuale Verteilung der Fälle Wickmans auf das 3. und 4. Quartal (Epidemie Schweden 1905).

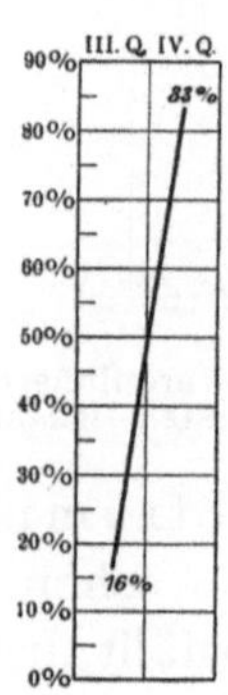

Abb. 7. Prozentuale Verteilung unserer Fälle auf das 3. und 4. Quartal.

Fall beobachteten, und die Erkrankungsziffer auch im August und September noch relativ gering war, entfallen nach den Berichten Krauses in Westfalen sehr zahlreiche Fälle schon auf die Monate Juli und August. Die Tatsache, daß im Gegensatz zu Westfalen die Erkrankungsziffer in Hessen-Nassau erst im Oktober und November emporschnellt, kann vielleicht darauf beruhen, daß die Krankheit von Westfalen aus allmählich auf Hessen-Nassau übergegriffen hat, und unsere Provinz somit erst nachträglich infiziert wurde. Vielleicht sind solche Massenerkrankungen, wie sie in den an Hessen-Nassau angrenzenden Teilen Westfalens vorgekommen sind, bei uns auch deshalb ausgeblieben, weil die große Mehrzahl der Städte und Dörfer erst zu einer Zeit infiziert wurde, wo die Morbidität gewöhnlich schon erheblich abzunehmen pflegt.

Symptomatologie.

1. Alter, Geschlecht; früherer Gesundheitszustand.

Die allbekannte Tatsache, daß die Kinderlähmung, wie schon der Name sagt, das frühe Lebensalter, etwa zwischen dem

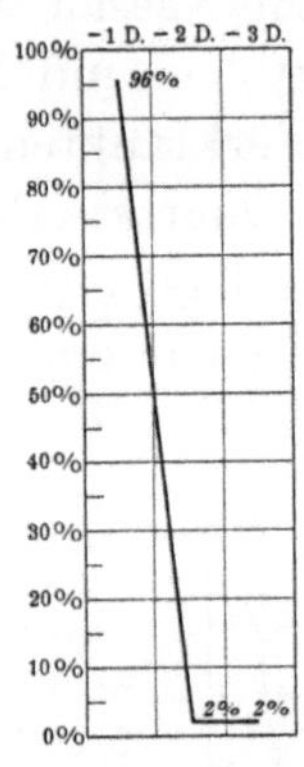

Abb. 8. Prozentuale Verteilung der Fälle auf die drei ersten Dekaden.

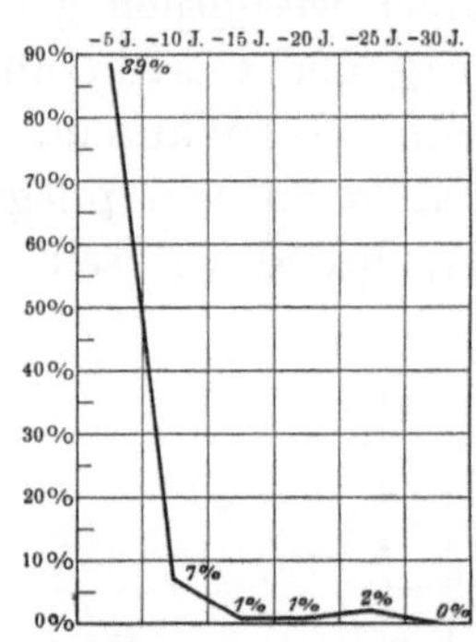

Abb. 9. Prozentuale Verteilung auf die ersten sechs Quinquennien.

1. und 4. Jahre (Strümpell), ausgesprochen bevorzugt, nach dem ersten Dezennium schon recht selten wird und Erwachsene nur ausnahmsweise befällt, hat sich auch in Hessen-Nassau von neuem

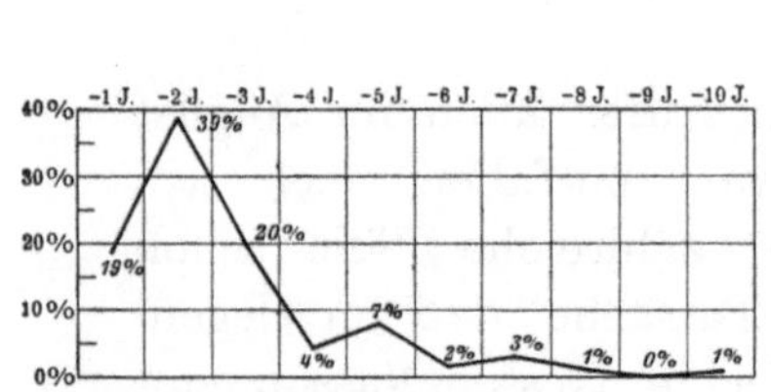

Abb. 10. Prozentuale Verteilung der Fälle auf die ersten zehn Lebensjahre.

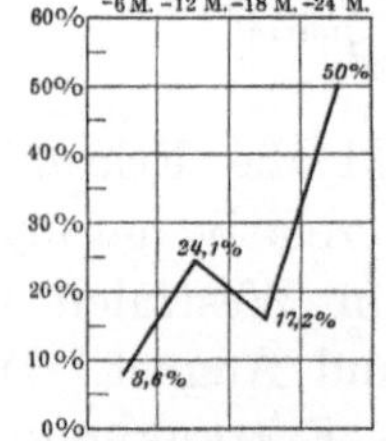

Abb. 11. Prozentuale Verteilung der Fälle auf die ersten vier Halbjahre.

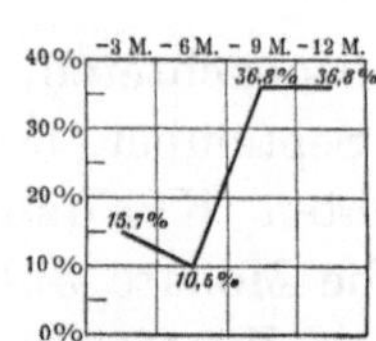

Abb. 12. Prozentuale Verteilung der Fälle auf die ersten vier Vierteljahre.

bestätigt. Sie spiegelt sich in den Kurven (Abb. 8—12) treffend wieder. Auf das erste Dezennium kommen 96% der Gesamtzahl, und schon innerhalb des ersten Dezenniums wird das Alter über 5 Jahre relativ selten befallen. Fast $^9/_{10}$ der Kinder waren noch nicht 5 Jahre alt — das jüngste 11 Wochen — und mehr als $^3/_4$ der Fälle fielen in die ersten 3 Lebensjahre. Wie in Westfalen war auch in Hessen-Nassau das 2. Lebensjahr und hier wiederum die letzte Hälfte desselben besonders gefährdet. Im Gegensatz jedoch zu vielen früheren Erfahrungen wurde bei dieser Epidemie das erste Lebensjahr fast ebenso stark wie das dritte heimgesucht, die beiden ersten Lebensmonate allerdings ausgenommen. In Westfalen hat aber Krause einen Fall von Kinderlähmung im 2. Lebensmonat gesehen. Mehrere unserer Kinder erkrankten schon gegen Ende des 3. Monats.

Nur ganz vereinzelt fand sich das Leiden im 2. und 3. Dezennium (bei 4 Patienten im Alter von 12, 16, 23, 25 Jahren). Bei Bewertung dieser Tatsache ist zu beachten, daß es noch nicht sichergestellt ist, ob es sich hier wirklich nur um eine schon im 2. Dezennium beginnende relative Immunität handelt, oder ob dies zum Teil auch darauf beruht, daß die vielleicht gar nicht allzu seltene spezifische Infektion des Erwachsenen mit dem Virus der Heine-Medinschen Krankheit sich gewöhnlich nur in abortiven, d. h. von gröberen nervösen Erscheinungen freien Formen äußert, die bei dem jetzigen Stande unserer Diagnostik durch Ziffern gar nicht zu bestimmen sind.

Eine besondere Prädisposition des Geschlechtes scheint nicht zu bestehen. Während Krause in Westfalen das weibliche Geschlecht etwas mehr als das männliche beteiligt fand, war bei uns, wie die nachfolgende Tabelle lehrt, eher das Gegenteil der Fall. Wickman macht darüber keine genaueren Angaben. Auch die relative Beteiligung der beiden Geschlechter an der Erkrankungsziffer der einzelnen Lebensjahre zeigt keine gröberen Unterschiede.

	Dekaden	Zahl der männlichen Individuen	Zahl der weiblichen Individuen	Gesamtzahl
I.	—10 J.	52	44	96
II.	11—20 J.	1	1	2
III.	21—30 J.	0	2	2
	insgesamt:	53	47	100

Die Erkrankung bevorzugt keineswegs von vornherein schwächliche oder durch andere Erkrankung wenig widerstandsfähige Kinder. Die meisten Patienten waren im Gegenteil zuvor körperlich und geistig wohl entwickelt und gesund; sie haben zur rechten Zeit laufen und sprechen gelernt und waren frei von nervöser Belastung. Daß sich unter einer solchen großen Zahl von Kindern gelegentlich auch schwächliche, rachitische, skrofulöse und neuropathisch disponierte finden, kann nicht überraschen.

2. Inkubation.

Der Angabe Wickmans, daß die Dauer der Inkubationszeit zu 1—4 Tagen angesetzt werden muß, können wir uns, wenigstens für unsere Epidemie, keineswegs anschließen. Nach unseren Berechnungen ist diese Zeit entschieden zu kurz. Wir haben Fälle gesammelt, in denen sowohl der Termin der Übertragung der Erkrankung von Person zu Person, als auch der Ausbruch des Leidens genau festgestellt werden konnte. Es sind im ganzen 6 Eigenbeobachtungen, in denen mit größter Wahrscheinlichkeit die Infektionsquelle zeitlich und örtlich zu bestimmen war. Die Krankengeschichten sind größtenteils an anderen Stellen genauer mitgeteilt (Seite 36, 47—49).

In diesen 6 Fällen betrug die Inkubationsdauer mindestens 5 Tage und durchschnittlich annähernd eine Woche. Das Maximum war 10 Tage, aber gerade in jenem Fall, wo die Infektionsquelle nicht mit solcher Sicherheit festzustellen war wie in den anderen. Die durchschnittliche Inkubationszeit ist also nach unseren Erfahrungen länger, als es den Angaben Wickmans entspricht. Vielleicht beruht diese Differenz auf der Art und Weise, wie Wickman seine Zahlen berechnet hat. Er verglich das Zeitintervall zwischen dem 1. und 2. Falle in Familien, wo mehr als eine Person von der Krankheit ergriffen wurde. Dies scheint uns ein recht unsicherer Maßstab, weil es sich hier meist nicht um eine Übertragung von Kind zu Kind handelt, sondern um eine gleichzeitige gemeinsame Infektion. In unseren einschlägigen Beobachtungen war gerade diese gleichzeitige Erkrankung mehrerer Mitglieder einer Familie auf Grund gemeinsamer Infektion deutlich ausgesprochen. Wir selbst haben nur in einem Fall dieses Zeitintervall zwischen dem 1. und 2. Fall in ein und derselben Familie zur Berechnung herangezogen, weil hier nach Sachlage die gleichzeitige Infektion viel unwahrscheinlicher war als die gegenseitige (Fälle Dr., vgl. Seite 45 u. 47). Für die Richtigkeit unserer Auffassung, daß die Inkubationsdauer mindestens 5 Tage und durchschnittlich etwa 1 Woche beträgt, sprechen auch die Angaben, die Wickman selbst aus der schwedischen Epidemie über die Inkubationsdauer in jenen Fällen nicht familiärer Erkrankung macht, in denen gleichfalls wie in unserer Statistik eine bestimmte zeitliche und örtliche Infektionsquelle festzustellen war. Hier betrug die Inkubationsdauer mindestens 6 Tage. Mit unseren Anschauungen über die Dauer der Inkubationszeit, die vielleicht auch in den einzelnen Epidemien gewissen Schwankungen unterworfen sein kann, stimmen ferner die Erfahrungen Römers und anderer Autoren bei der experimentellen Affenpoliomyelitis überein. Bei der experimentellen Übertragung von Poliomyelitismaterial, das von unseren eigenen Fällen aus Hessen-Nassau stammte, betrug die Inkubationszeit mindestens 6 Tage und durchschnittlich 9 Tage.

3. Fieberhafte Vorläufererscheinungen.

a) Fieber und fieberhafte Allgemeinsymptome

(einschließlich der Affektionen der Haut und der inneren Organe).

Hinsichtlich des Verhaltens der Körpertemperatur besteht insofern Übereinstimmung, daß das Leiden mit ein bis mehrtägigem Fieber zu beginnen pflegt. Wickman berichtet, daß das Fieber, das nur selten einige (etwa 3—7 Tage) anzuhalten pflegt, rasch in die Höhe geht, gewöhnlich 38—39° erreicht und dann allmählich oder mit starken Schwankungen sinkt. Hohe Temperaturen von über 40° hat Wickman nur ganz ausnahmsweise beobachtet; auch initiale Schüttelfröste waren selten. Wir selbst haben in Übereinstimmung mit Krause, Hochhaus, Dahm, Eichelberg und anderen auf Grund einer ersten Serie von 50 Fällen berichtet, daß meist ein- bis mehrtägiges Fieber, das gar nicht selten 40, ja selbst 41° erreicht, im Krankheitsbeginn besteht.

Wir können es an der Hand unserer mehr als 130 Fälle bestätigen, daß Temperaturerhöhungen fast eine regelmäßige Begleiterscheinung der ersten Krankheitstage sind. Fälle mit völlig fieberlosem Verlauf sind zweifellos recht selten. Einige Male konnten allerdings auch von uns Temperaturerhöhungen objektiv nicht sichergestellt werden. Hier ist zunächst die Fehlerquelle zu berücksichtigen, daß mäßiges, sowie flüchtiges Fieber leicht übersehen. wird, und gerade im frühesten Krankheitsbeginn, wo es am ehesten zu erwarten ist, genauere Messungen nur selten vorgenommen werden. Zu Täuschungen kann weiterhin die

Tatsache führen, daß sich zwischen das Stadium febrile und das Stadium der Lähmungen eine geraume Zeit scheinbaren Wohlbefindens einschieben kann. Aus all diesen Gründen erklärt sich auch, daß die Gewinnung guter Kurven nur selten möglich ist. Meist sieht eben der Arzt das kranke Kind erst dann, wenn die fieberhafte Periode vorüber ist.

Auch rasche, hohe Fieberanstiege wurden nur selten von Schüttelfrösten und allgemeinen Konvulsionen begleitet. Meist hielten sich die Temperaturen zwischen 38,5 und 39,5°; doch waren auch Anstiege auf 39,5—40,5° keineswegs selten. In einer ganzen Reihe von Fällen lagen nur subfebrile Temperaturen vor. Die Fieberhöhe kann also erheblich wechseln; gleiches gilt für ihre Dauer. Vielfach war das Fieber nur kurz, z. B. nur eine Nacht; gewöhnlich hielt es ein bis mehrere Tage an. Wir können also an unseren früheren Angaben festhalten, daß es in den meisten Fällen von Poliomyelitis zu einem ein- bis mehrtägigen Fieber von mittlerer Höhe kommt.

Der Charakter des Fiebers war in der Fieberperiode bald mehr remittierend, bald mehr kontinuierlich. Auch die Art des Abfalls wechselte. Einige Male war er geradezu ein kritischer. Durch langdauernde Messungen ergab sich allerdings, daß die Temperatur nach dem Fieberabfall gewöhnlich keineswegs normal ist, sondern noch längere Zeit, auch noch wochenlang, subfebril bleibt mit gelegentlichem abendlichen Spitzen von 38° und mehr (in der Achselhöhle). Ausnahmsweise blieb nach dem Fieberabfall die Temperatur einige Tage subnormal. Nach dem Fieberabfall kam es manchmal, und zwar auffälligerweise fast stets nach 4 Tagen, zu einem neuen Anstieg. Es waren dies Fälle, in denen das initiale Fieber nur gering und flüchtig war. Auch in einem tödlichen Fall beobachteten wir nach Fieber mittlerer Höhe unter erheblicher Verschlimmerung des nervösen Zustandsbildes am 4. Krankheitstage einen erneuten hohen Anstieg. Diese Rekrudescenz geht keineswegs immer mit erkennbarer Verschlimmerung der spinalen Ausfallserscheinungen einher.

Das geschilderte Verhalten der Körpertemperatur im Krankheitsbeginn der Kinderlähmung sollen die Kurven folgender Fälle veranschaulichen.

I. **X. Y., 23 Jahre** aus Z.

Ein genauerer Nachweis für die Infektion ist nicht zu erbringen, doch herrscht im gleichen Ort eine Poliomyelitisepidemie. Die Pat. war früher bis auf Bleichsucht und nervöse Herz- und Magenbeschwerden im wesentlichen gesund; einmal wegen Verdachts auf Ulcus ventriculi behandelt.

Sie erkrankte in der Nacht vom 16. zum 17. November mit ziemlich hohem Fieber (s. Kurve, Abb. 13), Übelkeitsgefühl, Kratzen im Halse, leichter Heiserkeit, starken Schmerzen im Hinterhaupt, Gliederreißen und Schmerzen in der rechten Bauchseite. Außerdem bestand Verstopfung. Hyperästhesie und auffallende Schweiße wurden nicht beobachtet.

Befund am 26. November: Innere Organe o. B. Keine Augen- noch Gehirnstörungen. Leib auffallend weich, Bauchmuskeln paretisch, Bauchdeckenreflexe nicht auslösbar, Berührungsempfindung, Schmerz- und Temperaturempfindung an der rechten Brust- und Bauchseite (s. auch Bein) etwas herabgesetzt (s. u.).

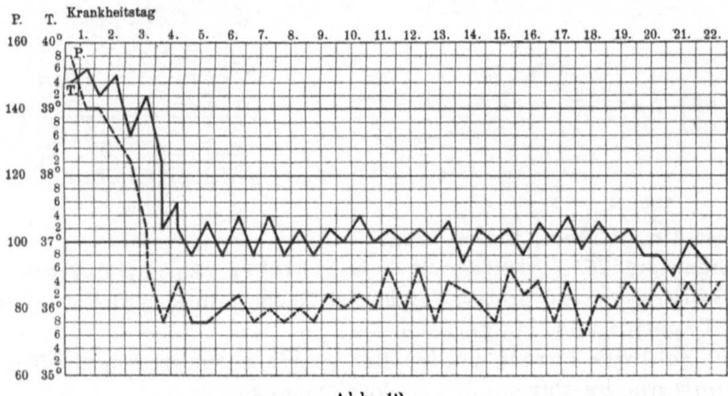

Abb. 13.

Deutliche Parese des rechten Armes, namentlich im Bereich des Schultergelenks, Sehnen- und Periostreflexe daselbst nicht auslösbar; auch im linken Arm subjektive Abschwächung der Kraft, insbesondere in der Schulter, Sehnenreflexe noch auslösbar; leichtes Zittern in beiden Händen; Sensibilität links intakt, am rechten Arm dumpfe Berührungsempfindung, Wärme- und Kälteempfindung herabgesetzt, vielleicht auch geringe Abstumpfung der Schmerzempfindung.

Totale schlaffe Parese des rechten Beines mit Verlust der Sehnenreflexe, Fußsohlenreflex nicht auslösbar. Im linken Bein deutliche Parese, namentlich proximal mit hochgradiger Hypotonie; Patellarsehnenreflex nicht auslösbar, Achillessehnenreflex und Fußsohlenreflex hier vorhanden. Die Muskulatur ist beiderseits ziemlich druckempfindlich. Sensibilität beiderseits herabgesetzt, namentlich am rechten Bein, und zwar fast nur im Bereich der Temperatur- und Schmerzempfindung.

Blasenstörung. Verlangsamung und Erschwerung beim Urinlassen. Vorübergehend einmal Katheterisieren notwendig.

Blutausstrich: Annähernd normale Leukocytenzahl; geringe Verschiebung der Leukocyten zugunsten der Lymphocyten.

Im weiteren Verlauf Sensibilitäts- und Blasenstörungen verschwunden. Motilitätsstörungen erheblich zurückgegangen, jedoch noch immer ausgeprägte Beinlähmungen mit deutlicher Atrophie und Entartungsreaktion.

II. **Ernst Dr., 2 Jahre,** Ockershausen.

Erkrankung am 20. November mit hohem Fieber, (Abb. 14), Appetitlosigkeit, Unruhe, außerordentlich starkem Schwitzen, großer Überempfindlichkeit.

Befund: Angina, sonst gesunde innere Organe, schlaffe Parese der Bein-, Bauchdecken- und Schultermuskulatur.

Vgl. Seite 45, wo der Fall in extenso mitgeteilt ist.

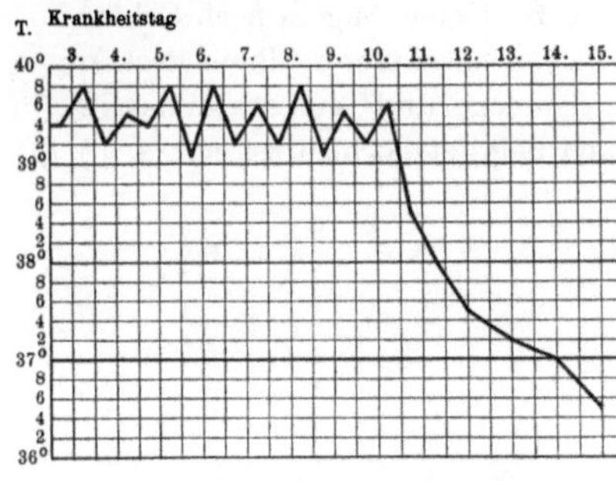

Abb. 14.

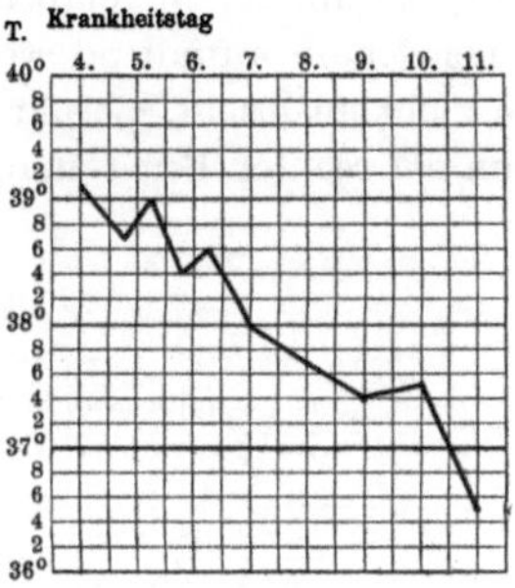

Abb. 15.

III. **Else Dr., 3 Mon.,** Ockerhausen.

Erkrankung am 25. November mit hohem Fieber, Appetitlosigkeit, Schlaffheit, Schläfrigkeit und großer Unruhe bei Nacht. Augenverdrehen, Verstopfung, Hyperidrosis, Hyperästhesie.

Objektiv: Schlaffe Parese beider Beine mit fehlenden Sehnenreflexen (l $>$ r). Hypotonische Parese des linken Armes.

Näheres in dem ausführlichen Status auf Seite 47.

IV. **Alois H., 2¾ Jahre,** Büdingen.

In Büdingen und Umgebung ist vorher niemals ein Fall von Kinderlähmung vorgekommen. Der Vater ist Schuhmacher.

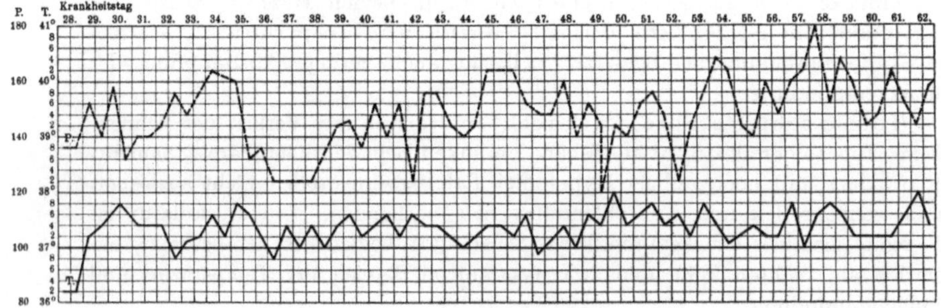

Abb. 16.

Das Kind erkrankte ungefähr am 10. September mit Hitze, hohem Puls (s. Abb. 16 u. 17), Erbrechen, Kopfschmerzen und Verstopfung. Es schrie laut beim Anfassen („laß, tut weh"), auch wenn man es nur leise berührte, und schwitzte ziemlich stark. Der Arzt diagnostizierte zuerst Rachitis und Darmkatarrh. In den ersten Krankheitstagen konnte das Kind nicht gut Wasser lassen, es schien dabei große Schmerzen zu haben.

Untersuchung (Baracke der med. Klinik zu Marburg) am 11. Oktober: Augen- und übrige Hirnnerven normal. An den inneren Organen nichts Krankhaftes.

Völlige schlaffe Lähmung beider Arme und Beine, die 2 Tage nach Krankheitsbeginn aufgetreten sein soll. Reflexe an allen Gliedern erloschen.

Abdomen ist weich, die Bauchdeckenreflexe fehlen völlig. Aufrichten geht nur mühsam; dabei sinkt der Kopf kraftlos nach allen Seiten.

Rachenausstrich: In der Überzahl Pneumokokken, einzelne Kolonien von Staphylococcus aureus. Zahl der Leukocyten 3000, im Blutausstrich nichts Besonderes.

Die Lumbalpunktion ergab unter hohem Druck eine klare, farblose Flüssigkeit mit reichlichem Eiweiß- und Kochsalzgehalt. Mikroskopisch ver-

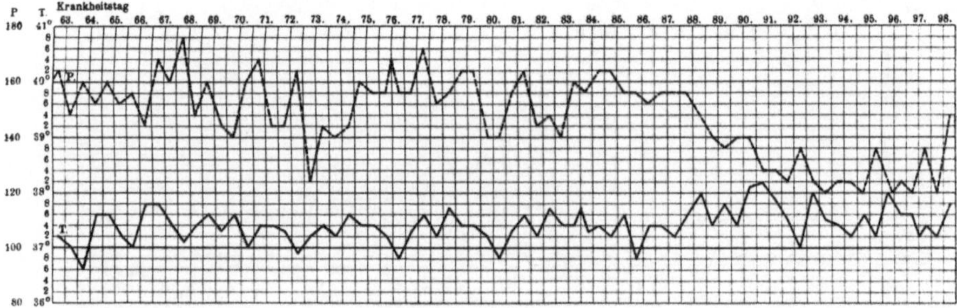

Abb. 17 (Fortsetzung von Abb. 16).

einzelte Lymphocyten; die mit dem Liquor auch von wiederholten Punktionen geimpften Röhrchen sind sämtlich steril geblieben.

Das Allgemeinbefinden besserte sich innerhalb einer Woche. Das Kind war trotzdem noch ziemlich apathisch. Der Appetit war gut, es bestand Neigung zum Erbrechen und ein auffallend hoher Puls (s. Kurve). Nach 3 Wochen trat plötzlich an Brust und Armen ein scharlachähnliches Exanthem auf ohne Angina und ohne Temperatursteigerung. Nach 8 weiteren Tagen zeigte sich dieses Exanthem auch an den Oberschenkeln, es verschwand 5 Tage später vollkommen. An den befallenen Körperstellen wurde deutliche kleinlamellöse Abschuppung beobachtet. Das Kind schwitzte noch immer ziemlich stark. Der Nervenstatus ist ziemlich unverändert; nur die Arme haben sich gebessert, Hände und Finger können wieder bewegt werden. Nach 6 Wochen zeigte sich auch eine leichte Beweglichkeit in beiden Beinen, namentlich distal. Keine Entartungsreaktion.

Während des Aufenthaltes in der Klinik bestand eines Tages (10. Dezember) ohne erkennbare Ursache leichtes Fieber und wiederholtes heftiges Erbrechen.

V. **Klara F., 2 Jahre,** Marburg, Judengasse 3.

Das Kind ist bei einer Frau in Pflege, die über die Möglichkeit einer Infektion nichts anzugeben vermag. In Marburg jedoch Poliomyelitisepidemie.

Das Kind soll vor dieser Erkrankung an Mundfäule gelitten haben. Es erkrankte am 1. Oktober mit hohem Fieber (s. Kurve, Abb. 18), Appetitlosigkeit, allgemeiner Mattigkeit und großer Unruhe, besonders nachts. Es schwitzte sehr stark, auch noch einige Tage, nachdem das Fieber vorüber war. Es klagte über starke Schmerzen in der rechten Schulter und im rechten Arm, „ließ sich nicht anfassen". Der Arzt führte diese Schmerzen auf eine Schulterverletzung zurück und legte den Arm in eine fixierende Binde.

Untersuchung am 13. Oktober (Baracke der med. Klinik zu Marburg): Innere Organe, Augen und übrige Hirnnerven o. B.

Rechtsseitige schlaffe Schulter- und Armparese, das Kind kann den rechten Arm absolut nicht heben und benutzt dazu den linken gesunden. Die Vorderarmmuskeln scheinen frei zu sein, Hand und Finger leicht beweglich. Bei schon leichter Berührung besteht in der ganzen rechten oberen Extremität große Schmerzempfindlichkeit.

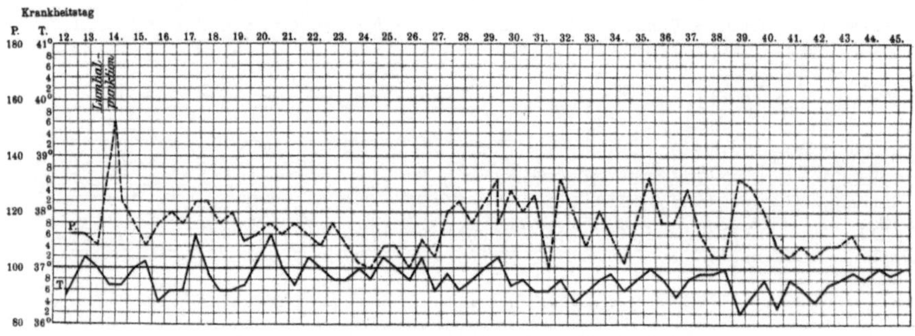

Abb. 18.

Die Rumpfmuskulatur und die Beine sind völlig intakt. Nach einigen Wochen besserte sich das Allgemeinbefinden bedeutend; auch die Parese ging zurück, jedoch besteht immer noch eine ziemliche Schwäche im rechten Oberarm. Daselbst keine chirurgische Affektion, auch nicht bei der Röntgendurchleuchtung.

Rachenausstrich: Ausschließlich Staphylococcus albus und aureus, vereinzelte Pneumokokken. Im Blut nichts Abnormes.

Lumbalpunktion: Eiweiß- und kochsalzreiche, klare Flüssigkeit ohne Sediment. Die mit dem Liquor geimpften Mäuse, Meerschweinchen und Kaninchen sind noch 14 Tage nach der Impfung ganz gesund. Auf einem Agarröhrchen vom 18. Oktober haben sich 2 Kolonien Staphylococcus albus gebildet (wohl Verunreinigungen!). Keine sonstigen neurologischen Störungen.

VI. **Eugen Sch., 10 Monate,** Langenaubach im Dillkreis (Abb. 19).

Eine Stunde von dem Ort entfernt war ein Kind an Poliomyelitis erkrankt, aber schon wieder geheilt.

Der Knabe litt vor einiger Zeit an linksseitigem Ohrkatarrh, war sonst niemals krank.

Er erkrankte vor etwa 3 Wochen (etwa am 10. November) mit Erbrechen, Appetitlosigkeit, allgemeiner Mattigkeit und 3tägigem höheren Fieber. Er hatte außerdem eine belegte Zunge, trockne Lippen und Schnupfen. In den ersten 4 Tagen bestand auch starker Durchfall; das Kind schrie laut beim Anfassen und Herausnehmen aus dem Bett, sowie beim Wasserlassen. Es schwitzte in den ersten Tagen sehr stark, war am Tage schläfrig, in der Nacht dagegen sehr unruhig, verdrehte dabei oft die Augen und knirschte mit den Zähnen. Am 5. Krankheitstage war das Kind im Rücken und in der Wirbelsäule ganz steif, schien auch beim Anfassen und Drehen des Kopfes starke Schmerzen zu haben, konnte auch nicht mehr allein sitzen und stehen, was früher gut möglich war. Der linke Arm, besonders die linke Hand, wurde seit diesem Tage nicht mehr bewegt, ebensowenig auch das linke Bein. Beide Beine sollen sich auffallend kalt angefühlt haben.

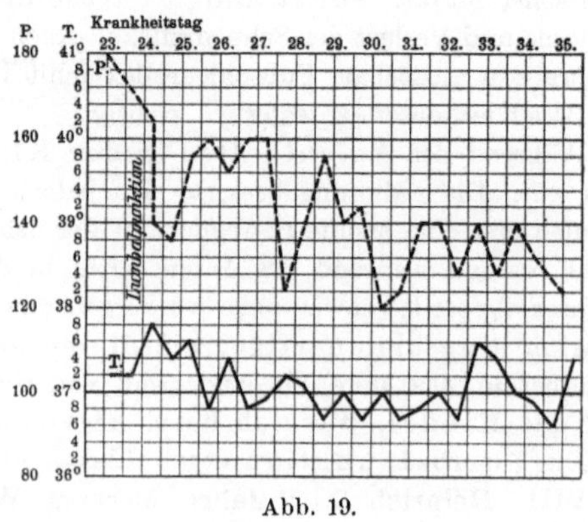

Abb. 19.

Untersuchung (in der Baracke der med. Klinik) am 3. Dezember: Innere Organe, Augen, Hirnnerven o. B. Es bestand eine schlaffe Lähmung des linken Armes, der Hand und der Finger. Es konnte den Arm nicht heben, noch etwas mit der Hand fassen oder halten.

Abdomen o. B. Bauchdeckenreflexe schwach auslösbar.

Völlig schlaffe Lähmung beider Beine. Sehnenreflexe sämtlich erloschen.

6 Tage später ging die Lähmung im linken Arm deutlich zurück, jedoch blieben die Beine noch gelähmt. Es bestand nur beiderseits eine ganz geringe Beweglichkeit der Zehen. Sehnenreflexe fehlen noch. Keine sonstigen neurologischen Störungen.

VII. **Johanna L., 9 Monate,** Büdingen (Abb. 20).

Die Familie soll angeblich nicht mit anderen Leuten zusammengekommen sein, wo Poliomyelitis herrscht. Jedoch im gleichen Ort noch ein anderer Polio-

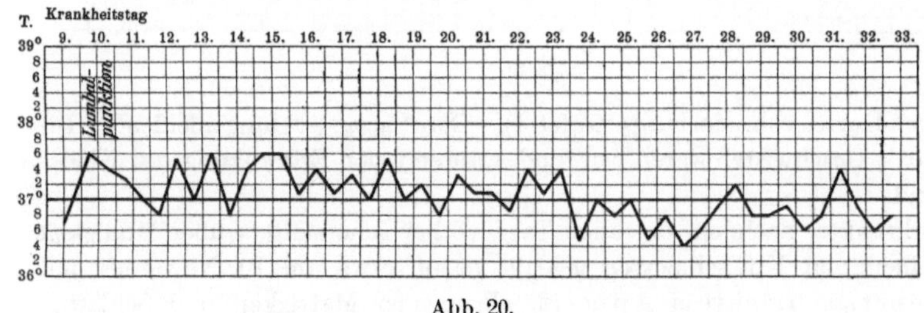

Abb. 20.

myelitisfall. Kein Besuch aus infizierten Gegenden oder Reisen nach dort. Die Eltern und Geschwister des Kindes waren vor und während seiner Erkrankung gesund.

Es erkrankte am 15. Oktober ohne höheres Fieber, mit Mattigkeit und auffallender Schläfrigkeit, es „wurde überhaupt nie richtig wach in den ersten 4 Tagen". Das Kind schrie oft laut auf, knirschte mit den Zähnen, war auch sehr überempfindlich gegen jede Berührung und schwitzte auffallend stark. Am 3. Krankheitstage wurde eine eigentümliche Schlaffheit der Arme und Beine von der Mutter bemerkt: „alle Glieder bammelig“.

Untersuchung: Innere Organe, Augen und Hirnnerven o. B. Im linken Arm Tonus der Muskulatur etwas schlechter als im rechten, Beweglichkeit und Sensibilität sonst intakt. Vollständige Parese des rechten Beines mit starker Hypotonie und Verlust der Sehnenreflexe. Auch Schwäche im linken Bein, jedoch Sehnenreflexe auslösbar, Fußsohlenreflex fehlt beiderseits. Kein Babinski.

Bauchdeckenreflexe schwach positiv.

Während des Aufenthaltes in der Klinik war das Allgemeinbefinden immer gut. Die Lähmung besserte sich jedoch nur ganz langsam, so daß nach 4 Wochen erst eine leichte Beweglichkeit der Zehen im rechten Bein sichtbar war. Einmal bestand während des Aufenthaltes in der Klinik Stuhlverstopfung und schlechter Appetit, sowie ohne vorhergehendes Exanthem einige Tage später plötzlich eine kleienartige, kleinlamellöse Abschuppung. Auffallend war fernerhin das stete Vorhandensein von Schweißperlen an Brust und Kopf des Kindes, die sich beim Abwischen sofort erneuerten.

Die Lumbalpunktion ergab 12 ccm klarer, steriler Flüssigkeit.

VIII. **Heinrich B., 2 Jahre,** Marburg, Wettergasse 10 (Abb. 21).

Der Vater des Kindes ist Schuhmacher und hat einen offenen Laden. Ein direkter Zusammenhang mit den anderen Fällen in Marburg ist nicht nach-

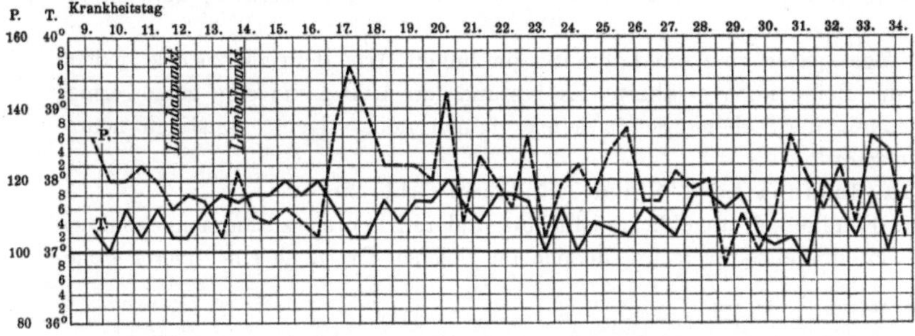

Abb. 21.

zuweisen (s. Karte von Marburg; Tafel I). Der Vater ist lungenleidend. Die Mutter und 4 Geschwister waren vor und während der Erkrankung des Kindes ganz gesund.

Es erkrankte, nachdem es einige Tage vorher schon öfters über Müdigkeit in den Beinen und Knieschmerzen geklagt hatte, etwa am 10. November mit hohem Fieber, schlechtem Appetit, allgemeiner Mattigkeit und Schläfrigkeit. Es war zuerst verstopft und hatte dann später Durchfall; auch bestand etwas Husten. Nach Angabe der Eltern Erschwerung des Atems; starkes Schwitzen wurde nie beobachtet. Beim Anfassen war das Kind nicht sehr empfindlich, schrie jedoch laut beim Herausnehmen aus dem Bett und beim Abhalten. Es machte sich dabei ganz steif und verlangte nur immer zu liegen. Sobald es dann wieder auf dem Rücken lag, konnte es Urin lassen. Am 2. Krankheitstage traten plötzlich Krämpfe auf: Bewußtlosigkeit, blaues Aussehen, Schaum vor dem Mund, Verdrehen der Augen, Zuckungen und Zittern in Armen und Beinen, dabei wurde der ganze Körper und besonders die Wirbelsäule „steif wie ein Stock" gehalten. Die Krämpfe dauerten etwa 3/4 Stunde. Nach Angabe der Eltern waren nachher die Augen verändert, auch konnte das Kind seitdem sich nicht mehr aufstellen noch gehen.

Untersuchung: Die inneren Organe zeigen bis auf eine leichte Bronchitis nichts Besonderes. Kopfhaltung schlaff. Ausgesprochene rechtsseitige peripherische Facialislähmung; rechte Lidspalte weiter als linke. Leichte Conjunctivitis beiderseits. Andeutung von Strabismus convergens.

Obere Extremität war intakt. Atmung erschwert, vorzugsweise abdominal.

Leib sehr weich. Bauchdeckenreflexe auslösbar. Die Rückenmuskulatur auf Druck schmerzhaft.

In beiden Beinen Parese mit auffallender Hypotonie, l > r. Sehnenreflexe beiderseits erloschen. Fußsohlenreflexe schwach auslösbar. Beide Füße in Peroneusstellung. Anscheinend starke Druckschmerzhaftigkeit beim Beklopfen der Sehnen. Sensibilität nicht zu prüfen.

Während des Aufenthaltes in der med. Klinik schwitzte das Kind häufig auffallend stark. Es bestand noch Wirbelsäulensteifigkeit. Das Allgemeinbefinden aber war leidlich, der Stuhlgang regelmäßig. Nach 5 Wochen besteht die Facialisparese noch fort. Die Beweglichkeit des rechten Beines ist leidlich, das linke Bein noch völlig gelähmt.

Diese Kurven und Fälle zeigen auch, daß die Höhe der Körpertemperatur keinen Maßstab für die Schwere der nervösen Ausfallserscheinungen abgibt. Wir stimmen mit Wickman vollkommen überein, daß die letalen Fälle keineswegs mit besonders hohen und lange dauernden Temperaturen einhergehen müssen. Wir haben in prognostisch günstigen Fällen mehrtägige hohe Temperaturen, sowie bei Kindern mit leichten Fiebersteigerungen schwere und irreperable Lähmungen gesehen. Auch der Fieberabfall deutet in schweren Fällen keineswegs immer auf eine günstige Prognose hin. Bei einem 3/4 Jahre alten Kinde, das an einer Landryschen Form der spinalen Kinderlähmung starb, ging die zunächst hohe Temperatur mit dem Einsetzen der bulbären Erscheinungen fast auf die Norm zurück. Der letale Ausgang scheint überhaupt häufiger mit einem Fieberabfall als mit einem Ansteigen einherzugehen. Auf das von Medin einmal festgestellte Emporschnellen der Temperatur kurz vor dem Tode und auf postmortale Steigerungen haben wir allerdings nicht geachtet.

Die Pulsbeschleunigung, die das Fieberstadium begleitet, war in vielen Fällen keineswegs der Temperaturerhöhung annähernd proportional. Vielfach schien gleichzeitig eine abnorme nervöse Beeinflussung der Herztätigkeit durch die Erkrankung des Zentralnervensystems vorzuliegen. Die Pulsfrequenz war viel höher, als es der Fieberhöhe entsprach, und zwar bei den kranken Kindern wie auch bei den Erwachsenen. Der Puls war dabei oft auffallend weich, in seiner Frequenz häufig wechselnd und manchmal sogar etwas unregelmäßig. Wir konnten also bei der Poliomyelitis ähnliche nervöse Pulsveränderungen beobachten, wie wir dies z. B. in oft noch ausgesprochener Weise bei den apoplektiformen bulbären Lähmungen des Erwachsenen kennen. Auch plötzlich einsetzende Tachykardie — anscheinend gleichfalls auf nervöser Grundlage — haben wir beobachtet. Mit dem Fieberabfall kann auch die Pulsfrequenz plötzlich sinken; vielfach aber besteht bei afebriler und subfebriler Temperatur lange Zeit eine scheinbar nervöse, noch wochenlang anhaltende Tachykardie, die anscheinend mit einer Läsion bulbärer Zentren in Beziehung steht. Sonstige Zeichen der Bulbäraffektion können allerdings völlig fehlen. Diese langdauernden Pulsbeschleunigungen mit gleichzeitiger Weichheit des Pulses und Neigung zu häufigem Wechsel der Frequenz haben wir übrigens auch nach Ablauf des febrilen Stadiums bei der epidemischen Cerebrospinalmeningitis während der letzten großen Epidemie in Schlesien 1905 beobachtet.

Auch die Steigerung der Atemfrequenz war nicht immer eine einfache Folge des Fiebers. In manchen Fällen stand sie mit einer initialen Bronchitis oder Bronchopneumonie im Zusammenhang. Gar nicht selten wird die Dyspnoe verstärkt durch die Paresen der Atemmuskulatur. Nur in geringem Grade war dies eine Folge der Bauchdeckenhypotonie und des gleichzeitigen Meteorismus. Ganz bedrohliche Zustände entstanden aber in den Fällen deutlicher Paresen der Inspirationsmuskulatur, insbesondere der Musculi intercostales.

Daß als Zeichen der allgemeinen Infektion eine initiale Mattigkeit und Abgeschlagenheit, die manchmal schon ein bis zwei Tage vor den ersten Fiebererscheinungen sich einstellen kann, überaus häufig ist, bedarf wohl kaum eines besonderen Hinweises.

Über das Vorkommen von Exanthemen gibt es nur ganz spärliche Literaturberichte. Schon Heine sagt jedoch, daß „in seltenen Fällen ein akuter exanthematischer Krankheitsprozeß zugrunde liegt". Er beschreibt Fälle, die sich im Anschluß an Scharlachfieber und Masern entwickelt haben (z. B. Fall Nr. X: „das

Scharlachfieber nahm in wenigen Tagen einen nervösen Charakter an“). Ähnliche Beobachtungen hat man auch späterhin gemacht. Die Lehrbücher berichten, daß die Lähmung sich gelegentlich im Gefolge anderer Infektionskrankheiten, namentlich der Masern, des Scharlachs und des Keuchhustens entwickelt. Die späteren Lähmungserscheinungen werden entweder als eine Komplikation mit der Heine-Medinschen Krankheit oder als andersartige Myelitis aufgefaßt. So schreibt Krause aus Westfalen, daß der Kinderlähmung einmal Masern vorausgingen.

Wir selbst haben recht verschiedene Hautaffektionen bei der Poliomyelitis gesehen. Nur in 4 Fällen lag ein Herpes vor. Herpes ist also, wie auch Wickman sagt, im Gegensatz zu der epidemischen Cerebrospinalmeningitis, wo er zu den gewöhnlichen Krankheitserscheinungen gehört, im Frühstadium der Kinderlähmung recht selten. Er zeigte sich in drei Fällen in Form des Herpes labialis, in dem vierten waren die Bläschen vornehmlich an der Streckseite des linken Kniegelenks lokalisiert, und zwar auf der Seite des stärker gelähmten Beines.

In anderen Fällen war ein aus kleinen klar-serösen Bläschen bestehendes Exanthem vorhanden, das vornehmlich am Rumpfe lokalisiert und wohl als Miliaria crystallina aufzufassen war. Immerhin war dieses Exanthem seltener, als es bei dieser zu starken initialen Schweißen neigenden Krankheit vielleicht zu erwarten war. In fünf weiteren Fällen lagen scharlach- und masernähnliche Exantheme vor.

I. **Alois H., 2¾ Jahre,** Büdingen.

Typischer, frischer Fall von akuter Poliomyelitis (spinale Form), der S. 74 ausführlich mitgeteilt ist.

3 Wochen nach Krankheitsbeginn plötzlich an Brust und Armen scharlachähnliches Exanthem ohne Angina und Temperatursteigerung, das nach 8 Tagen auch auf die Oberschenkel überging und nach 5 Tagen wiederum verschwand. Danach kleinlamellöse Abschuppung.

II. **Minchen O., 2 Jahre,** Zierenberg. Schriftlicher Bericht von Dr. Schmidt, Zierenberg.

Das Kind erkrankte am 9. November mit mäßigem Fieber, das 3 Tage anhielt, Appetitlosigkeit und Mattigkeit, außerdem bestand eine sehr starke Verstopfung. Das Kind war in der Nacht sehr unruhig und am Tage schläfrig, in der Gegend des Nackens ganz steif. Bei Bewegungen in den Beinen große Schmerzempfindlichkeit.

Untersuchung: Innere Organe, Augen und übrige Hirnnerven o. B. Vollständige schlaffe Parese des linken Beines, sämtliche Sehnenreflexe links erloschen. Tonus des rechten Beines, Beweglichkeit und Reflexe normal. Sonst keinerlei nervöse Reiz- oder Ausfallserscheinungen.

Am 10. Krankheitstage trat plötzlich eine scharlachähnliche Röte über den ganzen Körper auf, die nach 2 Tagen unter kleienförmiger Abschuppung verschwand.

Nach 14 Tagen erfolgte schneller Rückgang sämtlicher Lähmungserscheinungen; das Kind kann sich schon wieder aufstellen und macht Gehversuche. Links auch wieder Andeutung von Patellarsehnenreflex.

III. **Anna F., 2 Jahre,** Großenritte bei Kassel.

Schriftlicher Bericht von Dr. Baumfelder in Elgershausen.

Über die Art der Infektion ist nichts festzustellen. In diesem Ort ist es bisher der erste und einzige Fall von Kinderlähmung. Die Familie und die nähere Umgebung des Kindes war vor und zur Zeit seiner Erkrankung immer gesund.

Es erkrankte nach Angabe des Arztes am 24. November mit Müdigkeit, remittierendem Fieber, leichter Angina und katarrhalischer Bronchitis; außerdem bestand Verstopfung, Steifigkeit des Nackens und der Wirbelsäule (etwa eine Woche lang); reichliche Schweiße und große Schmerzempfindlichkeit beim Anfassen und bei Bewegung des Kindes; es schrie besonders laut, wenn es aus dem Bett genommen und auf den Topf gesetzt wurde.

Am 5. Krankheitstage trat nach Angabe des Arztes eine völlige Paraplegie beider Arme und Beine hinzu. Der Leib war auffallend weich, es bestand deutlicher Meteorismus. Bauchdeckenreflexe fehlten. 8 Tage später konnten die Arme schon ganz gut bewegt werden. Die Lähmung der Beine war jedoch noch unverändert. Eine Woche später trat an den Armen und Beinen und vereinzelt auch am Rumpfe mit abendlicher Temperatursteigerung plötzlich ein Exanthem auf, das an den Armen einen mehr scharlachartigen, an den Beinen einen mehr masernähnlichen Charakter zeigte. Über den weiteren Verlauf fehlen Angaben.

IV. **Marie W., 2 Jahre,** Weidenhausen.

Die Familie wohnt in dem Hause Nr. 50, wo schon vorher 2 Fälle von Poliomyelitis vorgekommen sind (s. Karte von Weidenhausen, Abb. 3, Seite 56). Die Eltern waren vor und zur Zeit der Erkrankung des Kindes immer gesund. Das Kind selbst ist schon von Geburt an immer etwas schwächlich.

Es erkrankte am 23. November mit hohem Fieber (39,2), Appetitlosigkeit, großer Unruhe und Schläfrigkeit am Tage, es hustete etwas und hatte ziemlich reichliche Schweiße. Beim Anfassen und bei jeder Bewegung schrie das Kind laut vor Schmerzen. Es schien auch große Schmerzen beim Wasserlassen zu haben, rief dabei: „Tut weh im Rücken". Seit Beginn der Erkrankung kann das Kind nicht mehr aufrecht sitzen, noch stehen oder gehen. Die Beine sind ganz schlaff.

Befund am 25. November (2 Tage nach Krankheitsbeginn): Conjunctivitis simplex, keine sonstigen Augen- oder Gehirnstörungen. Leichte Bronchitis, Impetigo contagiosa, deutlicher Herpes im Gesicht. Scharlachähnliches Exanthem an Brust, Rücken und Armen.

Obere Extremität normal, die Bauchdecken sind leidlich gespannt; das Kind kann sich aber ohne Unterstützung der Hände nicht aufrichten. Bauchdeckenreflexe schwach auslösbar.

Der Tonus der Beinmuskulatur ist stark herabgesetzt, r > 1. Die Sehnenreflexe an beiden Beinen sehr schwach, Fußsohlenreflexe beiderseits deutlich. Beide Füße hängen in Equinovarusstellung herab und fühlen sich ganz kalt an. Es bestehen anscheinend lebhafte Druckempfindlichkeit der Unterschenkelmuskulatur und ausgebreitete motorische Beinparesen. — Keine sonstigen neurologischen Störungen.

Die Zahl der Leukocyten am 2. Krankheitstage (Temperatur 39,2) 8600. Das Blutbild sonst normal.

Nach 4 Tagen ist die Temperatur zur Norm gesunken, Allgemeinbefinden gut; es besteht noch immer eine starke Überempfindlichkeit am ganzen Körper. Hypotonie der Beinmuskulatur noch vorhanden. Das Kind kann schon wieder allein sitzen, aber noch nicht gehen. Die Beine schleifen noch am Boden.

Das Exanthem ist vollständig verschwunden und es zeigt sich eine kleinlamellöse Abschuppung an Armen und Beinen.

Es schwankte in diesem Fall anfänglich die Differentialdiagnose zwischen Poliomyelitis und Scarlatina, die beide gerade zu dieser Zeit in Weidenhausen epidemisch auftraten.

V. **Anna H., 14 Wochen,** Todenhausen.

Der Vater ist Schreiner; die Familie H. ist mit Familie M. in dem nahe gelegenen Amenau, wo ein Kind ist, das seit Januar Kinderlähmung hat, verwandt und kommt häufig mit ihr zusammen. In dem Orte ist in der letzten Zeit niemals eine lähmungsartige Erkrankung bei Tieren oder gehäuftes Tiersterben beobachtet worden.

Das Kind erkrankte vor ungefähr 6 Wochen mit Fieber, starker Verstopfung; außerdem bestanden Krämpfe. Es fuhr zusammen, schlug mit den Händen und Füßen um sich. Manchmal bei dem Krampfanfall auch Zuckungen der Augäpfel und des Mundes. Am Tage nach den Krampfanfällen fiel es der Mutter auf, daß das Kind nicht mehr schreien konnte, sondern nur wimmerte; es bewegte auch nicht mehr die Arme und die Beine. Am 3. Krankheitstag bemerkte die Mutter ferner, daß das Köpfchen schlaff nach allen Seiten fiel und alle Glieder ganz schlaff „hängrig" waren. Auffallende Schweiße und Hyperästhesie wurden nicht beobachtet; Schlucken und Saugen immer gut. Die Mutter gibt an, daß 14 Tage nach Krankheitsanfang am ganzen Körper ein masernähnlicher Ausschlag aufgetreten ist, der nach 3 Tagen ohne besondere Abschuppung verschwand.

Befund: Innere Organe o. B. Keine Augen- oder sonstige cerebrale Störungen.

Abdomen weich, nicht aufgetrieben. Bauchdeckenreflexe vorhanden.

Halsmuskulatur scheint paretisch, keine Wirbelsäulensteifigkeit.

Totale schlaffe Lähmung beider Arme und Beine. Enorme Hypotonie in der oberen Extremität, namentlich in den Schultern. Beiderseits Schultern und Arme völlig gelähmt, nur leichte Bewegung im Handgelenk und den Fingern sichtbar; in den Beinen erfolgt manchmal spontane Beugung im Kniegelenk, Hüftbeuger und Strecker vollkommen paretisch. Füße beiderseits in Peroneuslähmungsstellung, Sehnenreflexe beiderseits erloschen, Fußsohlenreflexe lebhaft; kein Babinski. Keine sonstigen neurologischen Störungen.

In dem vierten der hier mitgeteilten Fälle (Seite 82) liegt zweifellos die Möglichkeit einer Komplikation von Scharlach und Heine-Medinscher Krankheit nahe, zumal wir mehrere Scharlachfälle damals im Vorort Weidenhausen beobachteten. Immerhin fehlte die Scharlachangina; andererseits bot der Fall durch den ausgesprochenen Herpes und durch das Fehlen der Leukopenie gewisse Besonderheiten: Bei annähernd normaler Leukocytenzahl fand sich im Gegensatz zu dem gewöhnlichen Typus eine leukocytäre, nicht lymphocytäre Verschiebung des Blutbildes. In den anderen Fällen scheint uns hingegen die Annahme eines die Heine-Medinsche Krankheit komplizierenden Scharlachs gezwungen. Erst längere Zeit nach Krankheitsbeginn (10, 14 Tage, ja 3 Wochen später) traten scharlachähnliche Exantheme an Rumpf und Extremitäten auf, die nur in einem Falle, wo das Exanthem an den Beinen einen mehr masernähnlichen Charakter zeigte, mit abendlichen Temperatursteigerungen einhergingen. In den übrigen Fällen fehlten andere Zeichen eines echten Scharlachs vollkommen. Möglicherweise kommen solche „Spätexantheme", die in unseren Fällen nicht medikamentöser Art waren, auch bei unkomplizierter Heine-Medinscher Krankheit vor. Diese Möglichkeit liegt um so näher, als sich auch in anderen Fällen, ohne daß ein früheres Exanthem sichergestellt werden konnte, eine spätere kleinlamellöse Abschuppung ähnlich wie bei Masern, gezeigt hat.

Die gelegentlichen rein vasomotorischen Erscheinungen auf der Haut, die als direkte Folge der nervösen Erkrankung aufzufassen sind, dürfen mit solchen scharlachähnlichen Exanthemen nicht verwechselt werden. In einem Sektionsfalle stellte sich z. B. zugleich mit dem hohen Fieber im Krankheitsbeginn plötzlich eine auffallende, einige Tage anhaltende Röte der Unterschenkel und Füße bis über das Knie hinaus ein, die anscheinend durch eine Läsion vasomotorischer Bahnen bedingt war. In einer Reihe weiterer Fälle beruhten die Hautaffektionen anscheinend auf zufälligen Komplikationen und medikamentösen Einreibungen. Auch einen allerdings leichten Decubitus haben wir in einem frischen Falle gesehen. Auf Enantheme, etwa nach Art der Koplikschen Flecke, haben wir bei der Heine-Medinschen Krankheit gleichfalls geachtet, ohne etwas Derartiges finden zu können.

Von einzelnen Autoren wird die ätiologische Verwandtschaft des Herpes zoster mit der Poliomyelitis behauptet. Tatsächlich zeigen die histologischen Veränderungen an Rückenmark und Spinalganglien große Ähnlichkeit. Wir selbst haben aber in Hessen-Nassau und vor allem an dem Material unserer Poliklinik während der letzten Epidemie weder eine Häufung der Herpes zoster-Fälle, noch die Komplikation eines Poliomyelitisfalles mit Herpes zoster beobachtet. In einem zufälligen Sektionsfall von Herpes zoster wäre es wünschenswert, zur Klärung der etwaigen ätiologischen Beziehungen zwischen Poliomyelitis und Herpes zoster, gegen die unsere eigenen Erfahrungen allerdings sprechen, die Verimpfung von Teilen des Zentralnervensystems auf Affen heranzuziehen.

Die Brust- und Bauchorgane verhielten sich in den meisten Fällen vollkommen normal. Nur in einzelnen kam es zu Bronchopneumonien und lobären Pneumonien. Solche Lungenveränderungen können sich von vornherein schon als Teilerscheinung des Initialstadiums entwickeln. In einem einschlägigen Sektionsfalle lag eine Mischinfektion von Pneumokokken vor; in anderen Fällen waren die späteren Bronchopneumonien durch die primären Atemmuskelparesen zu erklären. Der Herzbefund bleibt, von der Beschleunigung seiner Aktion abgesehen, normal. Wir haben insbesondere niemals Anhaltspunkte für Endokarditis gefunden. Auch an den Bauchorganen fehlten fast stets Besonderheiten. Die Leber war niemals vergrößert, ihre Dämpfung war sogar infolge des häufigen Meteorismus eher verkleinert. Auch ein Milztumor, der in mäßigen Graden nach den Sektionsergebnissen häufig ist, war nur zweimal zu fühlen. Die klinischen Anzeichen einer Nephritis fehlten selbst in Sektionsfällen regelmäßig. Es ist vielleicht noch erwähnenswert, daß wir generelle und frische Schwellungen der äußeren Lymphdrüsen sowie entzündliche Gelenkschwellungen niemals beobachtet haben.

b) Initiale Störungen von seiten der Respirationsorgane.

Häufiger als die „Gastroenteritis" waren in Hessen-Nassau Initialerscheinungen von seiten der Atmungsorgane. Gleiches sah auch Eichelberg in Hannover; unter 34 Fällen begann die Erkrankung dort 14 mal mit Affektionen der Luftwege, wie Angina und Bronchitis, und nur 9 mal mit mehr oder minder starken Durchfällen. Wir selbst haben in Hessen-Nassau die initiale Beteiligung des Respirationstractus in über der Hälfte unserer Fälle gesehen. Wir finden also in Westfalen genau das Umgekehrte wie in Hessen-Nassau; hier eine auffällige Beteiligung der Atmungsorgane, dort des Magen-Darmkanals.

Manchmal handelte es sich nur um einen erheblichen Schnupfen, der oft sehr hartnäckig war und merkwürdigerweise mit dem Auftreten der Lähmung plötzlich verschwand. Auch Conjunctivitis kam gelegentlich vor. Gar nicht selten war auch die initiale Angina; Krause hat hingegen nur 3mal einen solchen Beginn mit Mandelentzündung beobachtet. Auf diese anfängliche Angina hat namentlich Geirsvold in Norwegen aufmerksam gemacht. Objektiv war allerdings die Angina bei der ersten Untersuchung meist gar nicht mehr sichtbar; sie war gewöhnlich schon abgelaufen. In den noch objektiv beobachteten Fällen lag eine Rötung und Schwellung des Gaumens und vor allem der Tonsillen vor ohne charakteristische Beläge. Die autoptischen Befunde von Beneke in unseren letalen Fällen stehen damit in Einklang; es war in mehreren Fällen eine mäßige Schwellung der Tonsillen mit leichtem eitrigem Belag zu konstatieren. Mikroskopisch boten diese entzündeten Tonsillen keine Besonderheiten. Wiederum im Einklang mit dem klinischen Befund zeigten die zugehörigen Halslymphdrüsen keine Besonderheiten. Die Heine-Medinsche Krankheit scheint überhaupt nicht mit einer Affektion der fühlbaren Lymphdrüsen einherzugehen. Über das bakteriologische Ergebnis der Rachenausstriche finden sich auf Seite 87 Notizen.

Häufiger noch als die Angina waren initiale Bronchitiden mit starkem und vielfach tagelangem Husten. Objektiv waren mehrmals noch diffuse Rhonchi nachweisbar. Wiederholt wurde im Krankheitsbeginn im Hinblick auf den gleichzeitigen Schnupfen die Diagnose einer Influenza gestellt. Wir selbst haben in der Poliklinik trotz eingehender, neurologischer Untersuchung ein Kind tagelang wegen stark fieberhafter Bronchitis behandelt, bis wir die richtige Diagnose stellen konnten. Auch initiale Bronchopneumonien haben wir beobachtet. Dieselben können in schweren und letalen Fällen mit diffuser Bronchitis und mit gleichzeitiger Parese der Atemsmuskulatur einhergehen. Gröbere sonstige Lähmungserscheinungen können hierbei fehlen. Dadurch entstehen Zustandsbilder, in denen die Differentialdiagnose zwischen verkappter Poliomyelitis und einer gewöhnlichen schweren Erkrankung der Luftwege äußerst schwierig, ja ohne autoptische Untersuchung unlösbar wird. Wir haben mehrmals solche Fälle während der letzten Epidemie gesehen, wo wir — erst im Endstadium gerufen — eine sichere Entscheidung zwischen einer scheinbar gewöhnlichen, aber tödlichen Pneumonie des Kindesalters und einer verkappten Poliomyelitis nicht mehr treffen konnten. Schon der rasche tödliche Ausgang der „Pneumonie" bei den früher sonst gesunden, kräftigen Kindern und die schon frühzeitig einsetzende schwere Dyspnoe legten hier den Gedanken an Besonderheiten nahe. Die neurologische Untersuchung kann aber bei den kleinen schwerkranken Patienten derartig schwierig und die Ausbeute an sicheren nervösen Ausfallserscheinungen der Poliomyelitis so gering sein, daß erst der autoptische Befund die sichere Deutung des Falles ermöglicht. Ein instruktives Beispiel für diese Schwierigkeiten ist wohl der Sektionsfall Schn. (vgl. Fall III, Seite 20).

Geirsvold hat während der norwegischen Epidemie 1904—06 gleichfalls beobachtet, daß häufig eine Angina die Erkrankung an Poliomyelitis einleitete. Er fand in solchen Fällen im Rachen einen bohnenförmigen Diplokokkus, der annähernd in seinem bakteriologischen Charakter dem Meningokokkus vom Typus Jäger glich und vollkommen jenen Mikroben entsprach, die er auch in der Spinalflüssigkeit, sowie im Blute bei Poliomyelitis nachweisen konnte. Im Hinblick auf diese Befunde haben wir Herrn Professor Römer um eingehende bakteriologische Untersuchungen von Rachen- und Mandelabstrichen unserer Patienten gebeten. Über das Ergebnis hat Römer bereits berichtet: In den Rachen- und Mandelausstrichen, die von ganz frischen Fällen (25 im ganzen), sowie von zahlreichen anscheinend gesunden Familienmitgliedern der Erkrankten stammten, waren keine Mikroorganismen nachweisbar, die als Erreger der Kinderlähmung in Frage kommen konnten. Auffallend häufig waren mikroskopisch und durch die üblichen Kulturverfahren nach Römer in diesen Abstrichen nur grampositive Diplokokken nachweisbar, die jedoch bei der kulturellen und tierexperimentellen Prüfung mit den gewöhnlichen Pneumokokken anscheinend identisch waren und auch sonst bei Gesunden häufig gefunden wurden. Die mikroskopische Untersuchung bei der experimentellen Affenpoliomyelitis lehrt, daß diese Diplokokken sicherlich nicht die Erreger der Poliomyelitis sind. Es ist allerdings möglich, daß sie eine besonders häufige Mischinfektion darstellen, auch in das Blut und die Spinalflüssigkeit übergehen und zu fehlerhaften ätiologischen Deutungen führen, in ähnlicher Weise, wie wir dies von den Streptokokken bei dem gleichfalls noch unbekannten Virus des Scharlachs kennen.

c) Initiale Störungen von seiten des Magens und Darms.

Der beste Beweis dafür, daß die „spinale Kinderlähmung" in ihren häufigsten Erscheinungsweisen je nach Epidemie und Örtlichkeit nicht unerhebliche Verschiedenheiten zeigen kann, ist die Tatsache, daß in Westfalen nach den Befunden Krauses etwa zwei Drittel der Fälle mit starken initialen Durchfällen erkrankten, während wir in Hessen-Nassau solche Darmerscheinungen nur in der Minderzahl der Fälle sahen. Dieser Unterschied ist um so merkwürdiger, als es sich um die gleiche Epidemie und um benachbarte Provinzen handelt, und wahrscheinlich sogar um ein direktes Übergreifen von einer Provinz auf die andere. Während Wollenweber die beginnende spinale Kinderlähmung geradezu als ruhrähnliche Infektionskrankheit bezeichnet, die mit vorwiegender Beteiligung des Magen-Darmkanals einhergeht, fanden wir in Hessen-Nassau bei der gleichen Epidemie derart schwere enteritische Erscheinungen nur gelegentlich; auch Kramer sah in Schlesien Erbrechen und Durchfälle nur ausnahmsweise, recht häufig dagegen hartnäckige Obstipation. Diesem Unterschied des klinischen Befundes entsprechen auch Differenzen im pathologisch-anatomischen Verhalten des Magen-Darmkanals. Krause verzeichnet in allen 8 Autopsiefällen aus Westfalen, über die er in seinen vorläufigen Mitteilungen berichtet, regelmäßig hochgradige Veränderungen des ganzen Darmes, die am stärksten in der Gegend der Ileocöcalklappe waren und mit starker Rötung und Schwellung der Schleimhaut, besonders der Peyerschen Plaques und der Follikel sowie mit markiger Vergrößerung der Mesenterialdrüsen einhergingen. In Hessen-Nassau kam es nach Beneke — und zwar keineswegs konstant — nur zu leichteren Follikelschwellungen im Dünndarm. Auch in 3 Fällen aus der Rheinprovinz sah Hochhaus nichts Pathologisches am Darm. Das, was in Westfalen klinisch und anatomisch die Regel ist, scheint also in der Nachbarprovinz Hessen-Nassau die Ausnahme zu sein. Auch in dem angrenzenden Hannover hat Eichelberg bei 34 Fällen nur 9mal Durchfälle gesehen. Ob dies u. a. auch damit im

Zusammenhang stehen kann, daß der Höhepunkt der Epidemie in Westfalen in den zu Magen-Darmstörungen der Kinder disponierenden Sommer, in Hessen-Nassau, Hannover und Schlesien aber in den Herbst fiel? Jedenfalls darf man aus dem fast regelmäßigen klinischen und autoptischen Befund eines Intestinalkatarrhs in dieser oder jener Epidemie und Provinz noch nicht schließen, daß der Digestionstractus die gewöhnlichste Eingangspforte des Virus ist. Dafür spricht auch die Symptomatologie der experimentellen Affenpoliomyelitis. Selbst bei den intracerebral geimpften Affen Römers stellten sich (allerdings erst im Lähmungsstadium) Durchfälle ein, die die Möglichkeit nahelegen, daß die Gastroenteritis der frischen Poliomyelitis keine primäre, sondern gelegentlich auch eine symptomatische sein kann.

Was die einzelnen Magen-Darmstörungen bei unserer Epidemie anlangt, so ist die fast regelmäßige mehr oder minder ausgesprochene Appetitlosigkeit im Stadium febrile als Allgemeinsymptom des infektiösen Prozesses leicht verständlich. Einige Male aber blieb der Appetit gut, selbst bei hohem Fieber. Manchmal macht sich — wohl infolge des Fiebers und des Wasserverlustes durch die Haut — starkes Durstgefühl geltend. Oft ist die Zunge belegt. Manchmal bestand auch starke Stomatitis z. T. mit Speichelfluß; sie soll nach Angabe der Eltern mit dem Auftreten der Lähmungserscheinungen rasch verschwunden sein. Diese gelegentliche Stomatitis mit Speichelfluß ist auch deshalb von Interesse, weil Ähnliches in den Fällen Heines merkwürdig oft beschrieben ist („die Kinder greifen nach dem Munde, aus welchem Speichel ausfließt, die Alveolarränder sind stellenweise angeschwollen"), und weil nach experimentellen Erfahrungen das Virus durch den Speichel ausgeschieden wird.

Erbrechen trat etwa in einem Drittel der Fälle auf; es war, wie auch Wickman hervorhebt, nur ausnahmsweise so heftig und anhaltend, wie man dies bei echter Meningitis sieht. Meist erfolgte es nur ein bis mehrere Male, nur selten häufiger am Tage. Nur gelegentlich bestand es neben ausgesprochenen Darmerscheinungen, wie Durchfällen oder starken Verstopfungen. Nicht immer ist es einfach als meningeales Reiz- oder als fieberhaftes Allgemeinsymptom aufzufassen. In mehreren unserer Autopsiefälle bestand nämlich das anatomische Bild einer akuten Gastritis.

Durchfälle sahen wir in kaum einem Viertel unserer Fälle;

sie waren zudem meist leicht und von kürzerer Dauer. Einige Male allerdings kam es zu sehr häufigen übelriechenden, grüngelblichen, schleimhaltigen, aber nur ein einziges Mal angeblich blutigen Entleerungen. Sie gaben im Krankheitsbeginn zu der Fehldiagnose einer reinen schweren Enteritis und eines Typhus abdominalis Anlaß. Nur ausnahmsweise gingen diese Durchfälle mit erheblichen Leibschmerzen einher. Manchmal waren sie gar nicht auf den Krankheitsprozeß an sich, sondern auf die Darreichung von Kalomel und anderen Abführmitteln zurückzuführen. Häufiger als Durchfälle war in Hessen-Nassau in ähnlicher Weise, wie dies Kramer aus Schlesien beschreibt, Verstopfung im Krankheitsbeginn; sie war gelegentlich sehr hartnäckig. Dies führt gewöhnlich zur Verabreichung der Abführmittel. Die Ursache dieser Verstopfung ist recht verschieden; es spielen die starken Wasserverluste durch die Haut (infolge des übermäßigen Schwitzens), die verringerte Nahrungsaufnahme, die Bettruhe schon an sich, dann die Hyperästhesie, die initiale Parese der Bauchmuskulatur und nicht zuletzt die spinale Erkrankung an sich eine Rolle. Manchmal ist auch die Verstopfung eine Folgeerscheinung stärkerer initialer Diarrhöen.

d) Initiale Störungen von seiten des Gehirns und der Meningen.

Gröbere psychische Störungen haben wir nur im Krankheitsbeginn gesehen. Nur ausnahmsweise lagen schwere Bewußtseinstrübungen und Delirien vor. Auch in letalen Fällen blieb das Sensorium meist bis zum Tode im wesentlichen frei. Recht häufig waren aber die Kinder in den ersten Krankheitstagen auffallend schläfrig. Manchmal schliefen die Kleinen Tag und Nacht; „sie wurden von selbst fast gar nicht wach“. Mit dieser Schläfrigkeit am Tage, die wohl gewöhnlich als eine gewisse Apathie und leichte Somnolenz aufzufassen war, ging des Nachts meist eine starke Unruhe einher. Oft war der unruhige Schlaf von häufigem Schreien, wirren Träumen, Phantasieren, Zusammenfahren, Umsichschlagen und Hochfahren im Bett begleitet. Diesen unruhigen, durch paroxysmales Schreien gestörten Schlaf hat schon Heine beobachtet. Er hebt auch die Furchtsamkeit der kleinen Patienten hervor. Tatsächlich waren die Kinder, deren Gesichtsausdruck nicht selten auch als starr bezeichnet wurde, häufig unruhig, weinerlich, verdrießlich, leicht erregbar und ängstlich. Größtenteils war dies die Folge der „Hyperästhesie“. Bei einem 2 jährigen Kinde wurde die initiale Schläfrigkeit durch eine eintägige krankhafte Lebendigkeit mit heftiger sich überstürzender Redeweise unterbrochen.

Mit diesen Erfahrungen stimmen die Angaben früherer Beobachter überein. Die Schlafsucht, die häufige Somnolenz, das bei letalen Fällen meist bis zum Ende ziemlich klare Bewußtsein und andererseits die Seltenheit von schweren Delirien hebt schon Wickman hervor. Auch Krause, Eichelberg, Netter und andere geben ähnliche Schilderungen. Sie schildern vor allem gleichfalls das unruhige, weinerliche, ängstliche und erregbare Wesen der Kinder.

Auch nach Ablauf des Frühstadiums haben wir noch für Wochen und Monate, namentlich bei etwas älteren Kindern, gewisse, mit Schlafstörungen einhergehende psychische Veränderungen beobachtet. Sie waren zwar nicht derartig, daß sie objektiv bei der ärztlichen Untersuchung auffielen; sie wurden aber doch von den Angehörigen deutlich bemerkt. Die Kinder zeigten vor allem neben einer Abnahme ihrer früheren geistigen Frische und Lebhaftigkeit noch fortdauernd — im Gegensatz zu ihrem früheren Verhalten — eine ausgesprochene Schreckhaftigkeit und Ängstlichkeit mit Neigung zu Weinen, Herzklopfen, Zittern. Auch bei einem 12jährigen Mädchen, das vor über 5 Monaten an Poliomyelitis mit vornehmlicher Beteiligung der Rumpfmuskulatur erkrankte, besteht noch jetzt nach Aussage der Mutter eine Abschwächung der früheren intellektuellen Fähigkeiten. Diese länger dauernden psychischen Veränderungen, auf die man bisher anscheinend nicht geachtet hat, sind wohl zum Teil die Folge der gleichzeitigen, wenn auch anatomisch relativ geringfügigen Beteiligung des Großhirns am Krankheitsprozeß.

Quälende Kopfschmerzen von längerer Dauer haben wir niemals beobachtet. Die Kinder griffen nie, wie man dies bei Tumoren und echter Meningitis sehen kann, mit dem Händchen nach dem Kopf. Andererseits war Kopfweh von meist nur mäßiger Intensität trotz der Schwierigkeit des Nachweises ziemlich häufig vorhanden. Es war mit Vorliebe im Hinterhaupt lokalisiert. Die Kopfschmerzen zeigten sich meist in Verbindung mit ausgeprägten anderen Allgemeinerscheinungen, vor allem mit meningitischen Symptomen.

Zu den cerebralen Allgemeinerscheinungen rechnen noch Drehschwindelanfälle, Krämpfe (zum Teil mit anschließenden Paresen), Zuckungen und gewisse andere Spontanbewegungen. Anfallsweise auftretende und mit Bewußtlosigkeit einhergehende heftige epileptiforme Spasmen sind nur in einem einzigen Fall aufgetreten.

Sie dauerten fast $^3/_4$ Stunden, und im Anschluß daran gesellte sich zu den spinalen Lähmungen eine Augenmuskel- und Facialisparese. Viel häufiger als solche schweren Krämpfe waren epileptiforme Spasmen ohne eigentliche Cyanose und ohne anfallsweise auftretende Bewußtlosigkeit. Namentlich während der Nacht zeigten die Kinder Zuckungen in Armen und Beinen, ein vorübergehendes Zittern des ganzen Körpers, sowie ruckartige und häufig sich wiederholende Streckspasmen fast der gesamten willkürlichen Muskulatur von mehr tonischem Charakter. In 2 Fällen traten solche Krämpfe erst kurz vor dem Tode auf; im allgemeinen aber gaben sie keineswegs Grund zu Besorgnissen. Während nächtlicher Unruhe und leichter Benommenheit sind auch Zähneknirschen und „Verdrehen der Augen" nicht selten.

Spontane, also nicht durch aktive oder passive Bewegungen der Wirbelsäule ausgelöste Rückenschmerzen sind nicht selten. Sie können sich mit Druckempfindlichkeit der Wirbelsäule, mit Wirbelsäulensteifigkeit sowie mit Gliederschmerzen (auch heftigem „Gliederreißen") vergesellschaften. Eine echte reflektorische Wirbelsäulensteifigkeit wie bei tuberkulöser und epidemischer Meningitis bestand nur in einer kleinen Minderzahl der Fälle (etwa 10%). Eine solche hochgradige Nackensteifigkeit, wie sie bei echter Genickstarre häufig ist, haben wir aber selbst niemals gesehen. Meist handelte es sich nur um eine mäßige Nackensteifigkeit, und bei dem „Opisthotonus" nicht um ein eigentliches Hineinbohren in die Kissen, sondern um ein schlaffes Nachhintensinken des auch beim Aufsetzen nach allen Seiten fallenden Köpfchens infolge hypotonischer und gleichzeitig oft schmerzhafter Paresen der Nackenmuskulatur. Bemerkenswerterweise haben wir ein ausgeprägtes Kernigsches Symptom und das Lasèguesche Ischiasphänomen nur zweimal beobachtet. Diese Zeichen waren aber gelegentlich „angedeutet".

Die meningealen Reizerscheinungen eilen fast stets den Paresen voraus. Ein umgekehrtes Verhalten lag jedoch bei einem 2jährigen

Kinde vor. Die Wirbelsäulensteifigkeit mit Kernigschem Symptom stellte sich erst nach dem Auftreten einer sich schon wieder rückbildenden linksseitigen hypotonischen Beinparese ein.

Die Krankengeschichte ist folgende:

B., 2 Jahre 1 Mon., Kl.-Seelheim bei Kirchhain.

Vorgeschichte: In Kl.-Seelheim kein Poliomyelitisfall bekannt, jedoch in dem nahe gelegenen Kirchhain. Vater reist außerdem viel in der Umgebung herum.

Das abgesehen von schwerer croupöser Pneumonie im Januar d. Js. zuvor stets gesunde Kind erkrankte Montag, den 21. Februar mit „Verdrießlichkeit"; am übernächsten Tage starkes Schwitzen, besonders an der unteren Körperhälfte, dann Muskelzuckungen am ganzen Körper während des Schlafes, Schläfrigkeit am Tage, Kopfschmerzen.

Am 21. Februar wurde ärztlicherseits die Diagnose auf leichte Bronchitis gestellt. Temperatur damals 38,2°. Paresen wurden von dem genau auf Poliomyelitis achtenden Arzte nicht festgestellt. Weiterhin Ängstlichkeit, Neigung zu Stuhlverstopfung, Schmerzen beim Wasserlassen.

Am 28. Februar bemerkte die Mutter beim Aufstehen abnorme Stellung und Nachschleifen des linken Beines. Am Abend konnte der Knabe überhaupt nicht mehr stehen.

Am gleichen Tage wurde ärztlicherseits eine hypotonische Parese des linken Beines mit fehlenden Sehnen- und Fußsohlenreflexen festgestellt.

Befund am 2. März: Starkes, kräftig entwickeltes Kind mit gesunden inneren Organen. Keine cerebralen und bulbären Störungen.

Die hypotonische Parese im linken Bein kaum mehr nachweisbar. Das Kind hält nur das linke Bein in Hüft- und Kniegelenk gebeugt, den Fuß plantarwärts und die ganze untere Extremität im Hüftgelenk auswärts rotiert. Links fehlender Patellarsehnenreflex, auch Fußsohlenreflex daselbst schwächer. Seit gestern Steifigkeit der Wirbelsäule. Das Kind läßt sich nach Aussage der Mutter „nicht mehr krumm kriegen" und abhalten, äußert bei Streckbewegungen im linken Hüftgelenk starke Schmerzen. Beiderseits starker Kernig, aber keine Nackensteifigkeit. — Keine sonstigen neurologischen Störungen.

Während der letzten Tage hatte das $^3/_4$ Jahr alte Brüderchen, das mit dem Knaben im gleichen Zimmer schlief, ohne erkennbare Ursache Durchfall und schwitzte dabei stark. Sonstige Krankheitserscheinungen, insbesondere neurologische Störungen, sind nicht aufgetreten (Dr. Jung, Kirchhain).

e) Die gemeinsamen Kennzeichen des Frühstadiums.

Als ein ungemein häufiges und geradezu pathognomisches Frühsymptom haben wir die außerordentliche Schmerzempfindlichkeit der Kinder bei jeder Berührung und passiven Bewegung im Krankheitsbeginn bezeichnet. Diese *Hyperästhesie* wird außerordentlich leicht übersehen, weil sie schon frühzeitig aufzutreten und bald wieder zu verschwinden pflegt. Bei der ersten ärztlichen Untersuchung ist sie deshalb meist gar nicht mehr vorhanden; sie muß durch genaue Anamnesen nachgewiesen werden. Der Satz, daß eine gute Anamnese für die rechtzeitige Erkennung eines Nervenleidens viel wichtiger sein kann als das augenblickliche objektive Zustandsbild, gilt auch für viele Fälle von frischer Poliomyelitis.

Das Vorkommen dieser Hyperästhesie war längst bekannt, seine große Häufigkeit und diagnostische Bedeutung in Deutschland jedoch nicht gebührend gewürdigt. Schon in den Krankengeschichten Heines wird diese Hyperästhesie erwähnt (z. B. S. 75: „Schon beim Anfassen des Körpers fürchterliches lautes Schreien der Kinder"). Auch in Frankreich wurde man auf solche Schmerzen im Krankheitsbeginn aufmerksam. Nach Netter berichten Roger und Damaschino im Jahre 1881 „. . .l'enfant se plaignait, quand on le soulevait ou remuait"; schon im Jahre 1871 hatten sie diese eigentümliche Schmerzhaftigkeit beobachtet. Sie schrieben damals: „l'enfant fut pris le soir d'un accès de fièvre et le lendemain, au réveil, on s'apercevait qu'il était paralysé des deux jambes, et lorsqu'on le soulevait et qu'on essayait de le faire marcher, les mouvements semblaient douloureux." Wickman schildert, daß das bloße Anfassen der Kinder lebhaftes Schreien hervorruft, und schon das Herantreten an das Bett Wehklagen und Unruhe verursacht. In Westfalen beobachtete Krause, daß „die Kinder ärgerlich waren und vielfach schon bei der geringsten Berührung schrieen". In Hannover wurde durch Eichelberg unsere Auffassung bestätigt, daß diese Hyperästhesie geradezu ein Frühsymptom darstellt. Nach Eichelberg waren die Kinder meist bei vollem Bewußtsein, „außerordentlich unruhig und leicht zum Weinen geneigt"; außerdem waren sie „fast in allen Fällen am ganzen Körper gegen jede Berührung außerordentlich empfindlich".

Unsere Auffassung über Häufigkeit und diagnostische Bedeutung dieser Überempfindlichkeit hat sich in Hessen-Nassau noch weiterhin bestätigt. In nahezu neun Zehntel der Gesamtheit unserer Fälle war diese Überempfindlichkeit vorhanden. Ihr klinisches Bild war verschieden. Meist handelte es sich anscheinend um eine sehr frühzeitig einsetzende Hyperästhesie der Haut. Auch bei der schonendsten Untersuchung des Arztes, ja schon beim bloßen leisen Anfassen durch die Mutter begannen die Kinder laut zu schreien. Etwas ältere Kinder riefen der Mutter zu: „Nur nicht anfassen". Aus Angst vor Berührung zogen sie gar nicht selten, auch bei Annäherung von Familienmitgliedern, die Bettdecke über sich. Beim Versuch, sie abzuwarten, hielten die Kinder die Bettdecke fest, und sie schrieen schon vielfach, wenn man die Bettdecke wegnahm. Kinder, die infolge von Paresen der Respirations- und Sprachmuskulatur nicht mehr schreien konnten, wimmerten noch beim Anfassen. Diese Hyperästhesie schon bei leichter Berührung betraf fast den ganzen Körper. Vielfach war sie am stärksten am Rumpfe und an den später paretischen Gliedern. Mit dieser Überempfindlichkeit schon beim bloßen Anfassen pflegt eine große Schmerzhaftigkeit bei passiven Bewegungen einherzugehen. Nicht selten jedoch schien eine Überempfindlichkeit der Haut zu fehlen und die Schmerzhaftigkeit nur bei passiven Bewegungen zu bestehen. Viele Kinder lagen im frühen Krankheitsbeginn trotz der häufigen psychischen Unruhe, Weinerlichkeit und Ängstlichkeit möglichst ruhig und still zu Bett. Sie wollten nicht aus dem Bett heraus; sie schrieen fürchterlich und wimmerten, wenn sie aufgesetzt oder aus dem Bett herausgenommen wurden. Einzelne Kinder sagten zur Mutter: „Laß mich doch liegen." Sie jammerten laut beim Aufheben, beim Trockenlegen, und vor allem beim Abhalten. Vielfach meldeten sie sich schon gar nicht mehr trotz freien Bewußtseins und noch guter Blasenfunktion. Manche etwas älteren Kinder ließen, ohne daß gröbere spinale Blasenstörungen vorhanden waren, den Urin unter sich, nur aus Angst, herausgenommen und auf den Nachttopf gesetzt zu werden. Sie schrien schon, wenn die Mutter die Decke hochzog. Sie krümmten sich wimmernd beim Abhalten „wie ein Wurm". „Sie überbogen sich in der Wirbelsäule" beim Wasserlassen und „machten sich beim Herausnehmen ganz steif". Kinder, die sonst still und ruhig lagen, ließen sich nicht auf den Arm nehmen; sie schrien laut, „man konnte sie legen und heben, wie man wollte". Namentlich sind es die passiven Bewegungen mit Beteiligung der Wirbelsäule, die zu solchen Schmerzen führen. Meist handelt es sich aber gar nicht um eine in der Ruhe vorhandene und beim Versuch passiver Bewegungen sich steigernde, echte, schmerzhafte Wirbelsäulensteifigkeit, wie sie bei der epidemischen Cerebrospinalmeningitis die Regel ist. Viel häufiger bestand eher eine schmerzhafte Schlaffheit infolge hypotonischer Paresen der Hals- und Rumpfmuskulatur. In vielen Fällen war die Steifigkeit nicht eine reflektorische, sondern mehr ein bewußtes, aktives Steifhalten nur für die Dauer der schmerzhaften, passiven Bewegungen.

Auch spontane Schmerzen sind zweifellos häufig. Sie sind meist im Rücken oder in den Extremitäten lokalisiert. Wir haben solche Extremitätenschmerzen namentlich in den Beinen mit späterer schlaffer Lähmung derselben beobachtet. Sie kündigen vielfach die kommenden Paresen an. Mehrmals waren sie z. B. nur im rechten oder linken Arm vorhanden, und bald darauf wurde der betreffende Arm paretisch. Diese mehr lokalisierten Extremitätenschmerzen sind vielfach schon sehr frühzeitig vorhanden; sie haben mehrmals zu diagnostischen Irrtümern im Krankheitsbeginn, wie zur Annahme eines gewöhnlichen Rheumatismus, einer Hüftgelenkentzündung, Schulterluxation u. dgl. geführt.

Mit dieser spontanen Schmerzhaftigkeit der Extremitäten, die gelegentlich auch nach Eintritt der Lähmungen noch wochenlang anhalten kann, verknüpft sich meist eine intensive Druckempfindlichkeit der Muskulatur und der Nervenstämme, während die Gelenke bei genauerer Prüfung sich frei erwiesen. Auch die Schmerzhaftigkeit bei Bewegungen der Wirbelsäule kann mit Druck- und Klopfschmerz des Proc. spinosi einhergehen. Diese sensiblen Reizerscheinungen und vor allem die Hyperästhesie bei passiven Bewegungen, besonders mit Beteiligung der Wirbelsäule, kommen in gleicher Weise bekanntlich auch bei tuberkulöser und epidemischer Cerebrospinalmeningitis vor. Ein charakteristisches Kennzeichen für die Differentialdiagnose ist jedoch das Fehlen der gleichzeitigen erheblichen Bewußtseinstrübung. Der Kranke mit echter Meningitis schreit im allgemeinen nur, wenn er angefaßt und passiv bewegt wird. Die Kinder mit Poliomyelitis sind sich andererseits gewissermaßen dieser Hyperästhesie bewußt; sie schreien vielfach schon bei Annäherung des Arztes und der Angehörigen. Sie schützen sich durch Festhalten der Bettdecke, durch Zurufe an die Mutter u. dgl. In manchen Fällen war die Erinnerung an die frühere Hyperästhesie noch wochenlang derartig rege, daß die Kinder sich noch vor jeder Berührung und passiver Bewegung fürchteten, obwohl eine objektiv begründete Überempfindlichkeit gar nicht mehr vorhanden war.

Mit der Pathogenese dieser sensiblen Reizerscheinungen hat man sich noch wenig beschäftigt. Überall da, wo heftige Extremitätenschmerzen, sowie Schmerzhaftigkeit der peripherischen Nervenstämme und der Muskulatur bestehen, liegt der Gedanke einer Beteiligung der peripherischen Nerven am Krankheitsprozeß nahe. Die sichere Entscheidung der Frage nach ihrer Mitbeteiligung ist aber deshalb so schwierig, weil in einschlägigen Fällen nach früheren autoptischen Befunden gleichzeitige spinale Veränderungen mit Sicherheit anzunehmen sind und ausreichende histologische Untersuchungen der peripherischen Nerven in frischen Fällen noch nicht vorliegen. In älteren Fällen treten natürlich sekundäre Degenerationen auf; in frischen könnte ein auch im Blute kreisendes Virus zu hämatogener Aussaat akut-entzündlicher Infiltrate in den peripherischen Nerven führen. Weiterhin ist eine deszendierende Fortpflanzung des entzündlichen spinalen Prozesses auch auf die peripherischen Nerven auf dem Wege der kommunizierenden Saftbahnen, sowie eine rein toxisch-hämatogene Schädigung durch die bei der allgemeinen Infektion gebildeten Stoffwechselprodukte möglich. Weitere Studien über das Verhalten der peripherischen Nerven in frischen Fällen, insbesondere über ihre spinalen Wurzeln, sind dringend wünschenswert. Nach den zurzeit vorliegenden histologischen Befunden liegt es vorläufig am nächsten, die geschilderten sensiblen Reizerscheinungen auf die Beteiligung der Meningen im Krankheitsprozeß zurückzuführen, zumal wir bei anderen Formen der Meningitis gleiches beobachten können. Vor allem ist wohl die große Schmerzhaftigkeit bei passiven Bewegungen, namentlich im Bereich der Wirbelgelenke, als ein meningeales Symptom aufzufassen. Andererseits glaube ich, daß die fast am ganzen Körper ausgesprochene auffällige Überempfindlichkeit der Kinder gegen jede leise Berührung mehr für die Poliomyelitis als für die Meningitis charakteristisch ist und vielleicht mit der Beteiligung der grauen Hinterhornsubstanz am Entzündungsprozeß zusammenhängen kann. Wir wissen heutzutage, daß sich die gleichen Veränderungen wie in den Vorderhörnern fast regelmäßig, wenn auch in geringerem Grade, im Bereich der Hinterhörner in frischen Fällen von Poliomyelitis finden. Ebenso wie sich eine Zerstörung der Hinterhörner durch Ausfall der Hinterhornsensibilität, d. h. der Temperatur — und Schmerzempfindlichkeit äußert, könnte ein frischer entzündlicher Reizzustand zu zentral bedingten Schmerzen und zentral bedingter Hyperästhesie führen. Während also die spontanen Extremitätenschmerzen einerseits durch die meningitischen Veränderungen, andererseits durch die Beteiligung der Hinterhörner bedingt sein können, glauben wir, daß die bei der Kinderlähmung in hohem Grade charakteristische Hyperästhesie möglicherweise tatsächlich auf der Poliomyelitis im wahren Sinne des Wortes beruht und zentralen, nicht nur meningealen oder peripherischen Ursprungs ist. Natürlich kann auch die Beteiligung langer sensibler Leitungsbahnen schon im Hinblick auf die bekannte Hemihyperästhesie bei akuten Bulbärlähmungen ursächlich in Betracht kommen.

Die zweite wichtige Kardinalerscheinung des Frühstadiums stellt die auch von Krause betonte auffällige Neigung der Kranken zum Schwitzen dar. Selbst bei Kindern mit erheblichem Wasserverlust durch den Darm (infolge starker Durchfälle) haben wir gleichzeitige profuse Schweiße in den ersten Krankheitstagen beobachtet. Dieses Schwitzen, das auch von Eichelberg und Langermann hervorgehoben wird, ist zwar kein regelmäßiges Symptom; wir fanden es aber doch in drei Viertel unserer Fälle. Gewöhnlich stellen sich die starken Schweißausbrüche nur in den ersten Krankheitstagen oder nur ganz im Krankheitsbeginn ein. Meist gelingt es deshalb nur durch sorgfältige Anamnesen dieses bei der ersten ärztlichen Untersuchung schon verschwundene Frühsymptom nachzuweisen. Viele Mütter berichten allerdings spontan über die „feuchte Hitze" ihrer kranken Kinder; in einzelnen Fällen waren diese initialen Schweißausbrüche derartig stark, daß die Kinder nach Aussage der Mutter „geradezu geraucht" haben und aussahen, „als ob sie eben aus dem heißen Bade herausgezogen wären". Manche tropften „wie aus dem Wasser gezogen". An dieser übermäßigen Schweißsekretion im Krankheitsbeginn scheint sich der ganze Körper zu beteiligen, wenn auch die Schweißproduktion am Kopfe für die Angehörigen natürlich am auffallendsten war. Einige Male sahen wir nach Wegwischen der Schweißperlen auf Brust und Kopf direkt die auffällige rasche Erneuerung. Oft mußten die Hemdchen unter dem Schreien der hyperästhetischen Kinder 7—8 mal täglich von der Mutter gewechselt werden. Ausnahmsweise waren die Schweiße anfangs gering und erst späterhin stärker. Manchmal ist diese Neigung zu starken Schweißen noch wochen-, ja monatelang ausgesprochen.

Die Erklärung dieser übermäßigen Schweißsekretion ist schwierig. Es liegt nahe, dieselbe bei der Kinderlähmung auf eine Läsion der Schweißzentren oder suduralen Faserbahnen zurückzuführen. Bei unsern noch sehr dürftigen Kenntnissen über Schweißzentren und Verlauf ihrer Bahnen sind nur Vermutungen möglich. Da wir jedoch einige Male noch wochenlang neben den spinalen Lähmungen Hyperidrosis beobachten konnten, drängt sich die Hypothese auf, daß die übermäßigen Schweißbildungen wenigstens zum Teil auf die vorwiegende Erkrankung der grauen Rückenmarkssubstanz bei der Poliomyelitis zurückzuführen sind. Spinale Schweißzentren sollen in der am meisten beteiligten vorderen grauen Substanz oder auch in den mitaffizierten Seitenhörnern liegen. Auf die Möglichkeit noch anderer Deutungen weist die gleiche Neigung zum Schwitzen hin, die man in manchen Fällen von Polyneuritis während längerer fieberfreier Zeit beobachten kann. Selbstverständlich haben wir mit der Fehlerquelle, die in vorangehender Darreichung von Salicylpräparaten liegen kann, stets gerechnet.

Das Verhalten des Blutbildes scheint bisher keine genauere Beachtung gefunden zu haben. Wickman erwähnt darüber gar nichts. Krause hat in 3 Fällen Hypoleukocytose mit geringerer Vermehrung der Lymphocyten gefunden; auch Reckzeh berichtet ähnliches.

Wir selbst haben das Blutbild in 15 Fällen genauer studiert und außerdem bei experimenteller Affenpoliomyelitis periodische Zählungen vor und nach der Impfung vorgenommen. Bei der Poliomyelitis des Menschen war die Leukocytenzahl im fieberhaften Stadium niemals erhöht; auch nicht bei Temperaturen von 39° und darüber. In der Minderzahl der Fälle war sie normal, in der Mehrzahl sogar deutlich vermindert (3—5000). Während des Stadiums febrile bestand also meist eine deutliche Leukopenie. Wir schreiben dem Fehlen der Leukocytose und besonders einer deutlichen Leukopenie erhebliche differentialdiagnostische Bedeutung für das Frühstadium der Poliomyelitis zu. Dieser Auffassung widersprechen allerdings die Befunde von La Pétra bei einer atypischen Epidemie in New York. In 6 Fällen, in denen er eine Blutuntersuchung vornahm, variierte die Leukocytenzahl zwischen 13400 und 20600. Es bestand also eine in schroffem Widerspruch zu unserem Befund stehende Leukocytose. Ob in solchen Fällen Mischinfektionen vorliegen oder ob tatsächlich auch das Blutbild während der einzelnen Epidemien Schwankungen zeigen kann, muß die Zukunft entscheiden. Jedenfalls bedarf das Blutbild noch eingehender Studien. — Auch wir fanden bei der Auszählung ein deutliches Vorherrschen der Lymphocyten. Da aber im kindlichen Blute die Lymphocyten auf Kosten der Neutrophilen schon normal überwiegen, ist bei der Annahme einer krankhaften Verschiebung Vorsicht geboten. Immerhin haben wir einmal auch eine relative Vermehrung der Lymphocyten bei einer hochfiebernden Patientin von 23 Jahren gefunden.

Auch bei der experimentellen Übertragung der Poliomyelitis auf Affen kommt es zu deutlicher Leukopenie. Während die normale Leukocytenzahl etwa 8—14000 betrug, ging sie — nach gelegentlicher und flüchtiger Leukocytose im direkten Anschluß an die Impfung — nach Ablauf von 2—6 Tagen auf 3—6000 zurück. Diese Leukopenie eilte dem Auftreten der Lähmungserscheinungen, die sich bei der Affenpoliomyelitis durchschnittlich erst nach 9 Tagen entwickelten, längere Zeit voraus, so daß sie gewissermaßen das erste objektive Symptom gelungener Impfung darstellte.

In einigen Fällen kam es trotz Überimpfung von sonst virulentem Virus nur zur Leukopenie ohne spätere gröbere Krankheitserscheinungen. Es bedarf noch weiterer Feststellung, ob diese Leukopenie stets auf eine gelungene, wenn auch nur ganz abortive Übertragung des Virus hinweist, oder auch bei der Verimpfung von art- und körperfremder Gehirn- und Rückenmarkssubstanz an sich gelegentlich vorkommt. Jedenfalls stehen unsere Befunde einer erheblichen Verminderung der Leukocytenzahl bei der experimentellen Affenpoliomyelitis durchaus mit der Leukopenie unserer Patienten im Einklang. Wir glauben daher, daß es sich bei experimenteller Poliomyelitis der Tiere empfiehlt, vor und nach der Impfung solche Zählungen der weißen Blutkörperchen vorzunehmen, weil die Leukopenie auf den schon frühzeitig positiven Ausfall der Impfung und vielleicht sogar auf die Erkennung der ganz abortiven Erkrankungen hindeuten kann.

In nativen und nach May-Grünwald gefärbten Präparaten fanden wir weder bei unseren Patienten noch bei experimenteller Affenpoliomyelitis parasitäre Einschlüsse oder sichere Veränderungen der Zellformen und der Färbbarkeit der roten und weißen Blutkörperchen.

Die geschilderten drei Kardinalerscheinungen des Frühstadiums finden sich keineswegs immer vereint. In vielen Fällen fehlt das eine oder das andere. Gelegentlich sogar sind weder deutliche Hyperästhesie, noch Schweiße, noch Leukopenie vorhanden. Es gibt eben auch hier keine Regel ohne Ausnahmen.

Durch eine Reihe kasuistischer Beispiele sollen die initialen Zustandsbilder illustriert werden:

I. **Liese W., 1 Jahr,** Marburg, Rotergraben 4.

Eltern und Geschwister vor und zur Zeit der Erkrankung gesund. Die Mutter führt das Leiden auf den Verkehr ihrer älteren Kinder mit den Kindern der Familie G. in Marburg, wo Poliomyelitis herrscht, zurück (s. Karte von Marburg; Tafel I).

Das Kind erkrankte am 11. Oktober mit sehr hohem Fieber, Mattigkeit, verdrießlichem Wesen und war stark verstopft; es hatte reichliche Schweiße; am Tage Schläfrigkeit, in der Nacht große Unruhe. Lautes Schreien bei jeder noch so leisen Berührung, besonders beim Trockenlegen, „das Kind ließ sich überhaupt nicht anpacken". Am 4. Krankheitstage merkten die Eltern, daß das Kind die Hände und die Füße nicht mehr gut bewegte; es konnte nicht mehr laufen, obwohl es das schon vorher ganz gut gekonnt hatte. Auch soll es gegen früher jetzt schlechter und undeutlicher sprechen.

Untersuchung am 19. Oktober: Innere Organe gesund, keine Augen- oder Gehirnstörungen. Sprache, Schlucken gut.

Halsmuskulatur schlaff, Kopf fällt beim Aufrichten nach allen Seiten, Bewegungen des Kopfes sind oft schmerzhaft. Das Kind kann nicht aufrecht sitzen, der Leib ist auffallend weich, Bauchdecken spannen sich beim Schreien und Pressen nicht an. Bauchdeckenreflexe nicht auslösbar.

Rechter Arm normal; links schlaffe Parese, nur noch leichte Bewegung in den Fingern der linken Hand.

An den Beinen beiderseits Muskeltonus herabgesetzt, Verlust der Sehnenreflexe. Links Parese der Hüft- und Kniebeuger, leichte Bewegung im Fußgelenk und in den Zehen möglich. Fußsohlenreflexe links lebhaft. Rechtes Bein vollkommen paretisch, Fußsohlenreflexe nicht auslösbar. Sensibilität nicht zu prüfen. — Keine sonstigen neurologischen Störungen.

Das Allgemeinbefinden besserte sich. Im Laufe der nächsten Tage wurde allmählich auch der linke Arm besser so wie das linke Bein. Rechtsseitige Beinparese noch vorhanden.

II. **Kurt L., 2½ Jahre,** Marburg, Aföller.

In demselben Hause, eine Treppe höher, wohnt eine Familie, deren Kind vor 3 Wochen Kinderlähmung hatte. Die Kinder beider Familien haben täglich vorher zusammen gespielt (s. Karte von Marburg; Tafel I).

Das Kind erkrankte am 22. Oktober mit hohem Fieber, Gliederschmerzen, etwas Husten, Verstopfung. Es war am Tage schläfrig und in der Nacht sehr unruhig, schwitzte außerordentlich stark, war sehr empfindlich beim Anfassen, schrie, wenn es auf den Topf gesetzt werden sollte und machte sich beim Herausnehmen aus dem Bette ganz steif. Am 4. Krankheitstage merkte die Mutter, daß das Kind sich nicht mehr allein im Bett aufrichten konnte und auch das rechte Bein nicht mehr bewegte.

Befund am 29. Oktober: Leichte Bronchitis, keine Augen- und Hirnnervenstörungen.

Kopfbewegung frei, keine Wirbelsäulensteifigkeit. Leib auffallend weich, eindrückbar. Bauchdeckenreflexe nicht auszulösen. Cremasterreflexe vorhanden.

Obere Extremität intakt.

Rechtsseitige schlaffe Beinparese. Sehnenreflexe erloschen, Fußsohlenreflex lebhaft, ausgesprochene Hypotonie und deutliche Equinovarusstellung. Linkes Bein normal; Sehnenreflexe vorhanden, Fußsohlenreflex lebhaft, manchmal Spontanneigung zur Dorsalflexion der großen Zehe. Beim Stehen knickt das Kind mit dem rechten Bein ein und schleppt es beim Gehen nach. — Keine sonstigen neurologischen Störungen.

III. **Hermann St., 11 Monate,** Weidenhausen.

Die Familie ist angeblich nicht mit den anderen Familien, wo Poliomyelitis herrscht, in Berührung gekommen; das Haus ist jedoch mehreren infizierten Häusern benachbart (s. Karte von Weidenhausen; Abb. 3, Seite 56). Die Eltern und Geschwister waren bis auf eine Schwester, die vor 6 Wochen Erysipel hatte, stets gesund.

Das Kind erkrankte ungefähr am 20. Oktober mit Fieber, allgemeiner Mattigkeit, auffallender Schläfrigkeit am Tage (schlief mit halboffenen Augen), verdrehte oft die Augen, und wenn es erwachte, lag es ganz still da im Gegensatz zu früher, wo es immer lebhaft und lustig gewesen war. Es schwitzte außerordentlich stark (auch noch nach dem Fieber), ließ sich nicht anpacken und lag steif und still im Bett, wollte nicht emporgehoben werden. Es ließ Urin ins Bett und schien auch beim Wasserlassen starke Schmerzen zu haben. Am 3. Krankheitstage trat ein bläschenartiger Ausschlag am ganzen Körper auf, der nach einer Woche verschwand. Danach soll sich die ganze Haut geschuppt haben. Die Mutter gibt an, daß einen Tag nach Beginn der Erkrankung das Kind die Beine und den linken Arm nicht mehr bewegt haben soll, auch fiel es ihr auf, daß die Stimme verändert war, daß „das Kind nicht mehr richtig weinte".

Untersuchung: Keine Störungen von seiten der inneren Organe; Augen- und übrige Hirnnerven zurzeit o. B.

Linksseitige leichte Schulterparese mit mäßiger Hypotonie. Bewegung der linken Hand und Finger noch leidlich; rechter Arm o. B.

Außerdem bestand eine schlaffe Lähmung des ganzen rechten Beines, das sich kalt anfühlte und gar nicht bewegt wurde. Sehnen- und Fußsohlenreflexe waren erloschen, im linken Bein schon der Tonus der Muskulatur erheblich herabgesetzt. Patellarsehnenreflex schwach auslösbar, Achillessehnenreflex fehlte. Fußsohlenreflex vorhanden.

Das Kind kann sich weder aufrichten, noch stehen oder gehen. Sensibilität nicht zu prüfen. — Keine sonstigen neurologischen Störungen.

IV. **Karl G., 8 Jahre,** Birlenbach bei Diez.

Nach Angabe des Arztes, der über 20 Jahre in Diez Praxis ausübt, niemals in dieser Gegend ein Fall von Poliomyelitis vorgekommen. Die Eltern und Geschwister des Kindes waren vor und bei der Erkrankung völlig gesund. Es war früher immer ganz kräftig und munter, lernte aber nicht sehr gut in der Schule.

Es erkrankte am 10. Oktober mit Fieber, Kopfschmerzen, Appetitlosigkeit. Dann war es 4 Tage völlig fieberfrei und munter, ging in die Schule, wurde aber am 14. wegen Übelkeit und raschen Pulses vom Lehrer nach Hause geschickt. Am 15. und 16. Oktober wieder mittleres Fieber (38—38,6), große Unruhe und Phantasieren. Das Kind war stark verstopft und sehr empfindlich gegen jede Berührung, ließ sich nicht anfassen, schrie dabei laut auf, wollte nicht aus dem Bett heraus, noch auf den Topf gesetzt werden. Es schien auch Schmerzen beim Wasserlassen zu haben; auffallend häufiger Harndrang. Der Mutter fiel es auf, daß das Kind außerordentlich stark schwitzte, „es rauchte geradezu“. Zugleich klagte es auch über große Schwäche in den Beinen und Armen und starke Rückenschmerzen, bewegte die Beine gar nicht mehr und konnte mit seinen Händen keine Tasse mehr halten. Ferner wurde beobachtet, daß das Kind verändert sprach, „viel langsamer als früher“ und „taktmäßig“.

Untersuchung: Innere Organe gesund, zurzeit keine Augen- oder Gehirnstörungen.

Der Kopf sinkt schlaff nach allen Seiten. Die Atmung ist vorwiegend abdominal, es besteht anscheinend Intercostalmuskelschädigung; außerdem Bauchmuskelparese mit mäßigem Meteorismus.

Völlige Parese des rechten Armes sowie der linken Schulter und des linken Oberarmes. Die Bewegung im linken Unterarm und der linken Hand noch leidlich. Links Sehnenreflexe angedeutet, rechts fehlend.

Völlig schlaffe Lähmung beider Beine. Fußsohlenreflexe links nur undeutlich auslösbar, rechts lebhaft. Der Gang ist unsicher und breit, das Kind ruft dabei „ich falle“. Keine groben Sensibilitätsstörungen, jedoch geringe Druckempfindlichkeit der Muskulatur der Beine.

Im Rachenausstrich reichlich Staphylococcus albus und spärlich Pneumokokken.

V. **Wilhelm B., 5 Jahre,** Limburg.

Die Eltern und die übrigen Kinder waren während und vor der Erkrankung des Kindes gesund. Der Vater ist Wasenmeister und wandert viel in der Gegend umher.

Das Kind erkrankte am 28. Oktober mit Fieber, Schüttelfrost, Erbrechen, Appetitlosigkeit, Verstopfung, allgemeiner Mattigkeit und Schnupfen. Der Kopf und der Rücken wurden steif gehalten. Das Kind war sehr überempfindlich und hatte große Angst vor dem Aufheben: „laß mich liegen, faß mich nicht an, faß nur die Hand an“. Das Kind wollte nicht auf den Topf gesetzt werden und ließ Urin unter sich. Auch bestand starkes Schwitzen am Kopf.

Am 3. Krankheitstage trat nach Angabe des behandelnden Arztes ganz plötzlich eine doppelseitige Schulterparese und eine Lähmung beider Beine ein.

Untersuchung am 14. November: Keine Hirnnerven- oder bulbären Störungen. Innere Organe gesund.

Die Arme sind gut beweglich, r > l. Sehnen- und Periostreflexe beiderseits kaum auslösbar. Ausgesprochene Zwerchfellatmung, jedoch keine sichere Intercostalmuskelparese. Bauchmuskeln hypotonisch. Leib aufgetrieben und weich. Bauchdeckenreflexe sehr schwach.

Parese der unteren Extremitäten. Starke Druckschmerzhaftigkeit der Muskulatur der Beine. Keine wesentliche Herabsetzung des Muskeltonus, Patellar- und Achillessehnenreflexe fehlen beiderseits, ebenso Fußsohlenreflexe. Kein Babinski. Der linke Fuß ist in Peroneuslähmungsstellung. — Keine sonstigen neurologischen Störungen.

VI. **Minna U., 2 Jahre,** Burghaun. Schriftlicher Bericht von Herrn Dr. Kretschmer.

In der Familie und Nachbarschaft sind vor und zur Zeit der Krankheit des Kindes keine Erkrankungen an Kinderlähmung vorgekommen; es sollen jedoch kürzlich in den Nachbarhäusern eine große Zahl von Kaninchen plötzlich gestorben sein. Der Vater des Kindes ist Schornsteinfeger und auch in Ortschaften tätig, wo Poliomyelitis herrscht (z. B. in einem Orte mit 9 Erkrankungen, darunter 4 tödlichen, und in einem anderen Orte mit einem Fall).

Das Kind erkrankte am 8. Oktober mit hohem Fieber, allgemeiner Mattigkeit und Appetitlosigkeit, außerdem bestand 3 Tage Durchfall und etwas Schnupfen. Das Kind war sehr unruhig und außerordentlich empfindlich bei jeder Berührung. Es schwitzte auffallend stark. Das Fieber und der Durchfall hielten 3 Tage an.

Als am 3. Krankheitstage der Arzt kam, war die Temperatur normal; an den inneren Organen nichts Krankhaftes zu finden, Augen- und übrige Hirnnerven o. B. Mäßige Verstopfung, verminderter Harndrang.

Ferner konnte eine schlaffe Lähmung des rechten Armes und der gesamten Nacken- und Halsmuskulatur festgestellt werden. Das Kind konnte nicht aufrecht sitzen und sank schlaff in sich zusammen.

Stehen und Gehen war ebenfalls unmöglich; links waren die Patellarsehnenreflexe erloschen, die Achillessehnenreflexe sowie die Sehnenreflexe am anderen Bein aber noch erhalten. Die Sensibilität war nirgends gestört.

Im Laufe einer Woche gingen sämtliche Störungen zurück, nur der rechte Arm blieb noch völlig schlaff gelähmt, während aber schon die Finger der rechten Hand aktiv sehr gut bewegt werden konnten. Das Gesamtbefinden war ausgezeichnet.

Die Therapie hatte in Kalomel, Natrium salyc., warmen Bädern und leichter Massage bestanden.

Der Rachenausstrich ergab: Pneumokokken und Staphylokokken, bei der Mutter des Kindes Reinkultur von Pneumokokken.

VII. **Heinrich W., 16 Jahre,** Wettesingen bei Volkmarsen. Schriftlicher Bericht von Herrn Dr. Brock.

Der Pat. war Maurerlehrling und hatte zuletzt in Zierenberg gearbeitet, das von Poliomyelitis infiziert ist.

Er erkrankte am 30. November plötzlich mit allgemeiner Mattigkeit, Appetitlosigkeit, Erbrechen und hohem Fieber (39,2). Die Zunge war tiefschwarz gefärbt und dick belegt. Es bestand auch noch Husten, Halsweh und Schnupfen, sowie starke Verstopfung. Der Pat. war am Tage schläfrig und in der Nacht, wo häufig Zuckungen in den Armen und Beinen auftraten, sehr unruhig. Es bestanden starke Schmerzen im Hinterkopf sowie im Rücken und Nacken, ferner große Schmerzempfindlichkeit beim Anfassen. Auch profuse Schweiße wurden beobachtet. Der Harndrang war nur gering.

Am 6. Krankheitstage trat eine völlige Lähmung beider Beine und Arme auf, sowie der Bauch- und Rückenmuskulatur. Sämtliche Reflexe an Armen und Beinen fehlten.

Das Abdomen war stark aufgetrieben.

Einen Tag nach dem Auftreten dieser Lähmungen verlor der Pat. das Bewußtsein; die Pupillen wurden weit und reaktionslos, es trat eine Lähmung der Sprache, Schling- und Atemmuskulatur auf und schließlich Tod an Herzlähmung.

VIII. **Jacob O., 1¾ Jahr,** Weidenhausen 50.

Eltern und Geschwister vor und während der Erkrankung immer gesund. Wohnung in demselben Hause, wo schon vorher Poliomyelitis vorgekommen ist (s. Karte von Weidenhausen; Abb. 3, Seite 56).

Das Kind erkrankte am 25. Oktober mit mäßigem Fieber, das einen Tag anhielt, schwitzte auffallend stark und schrie laut beim Anfassen, besonders bei der Berührung der Beine. Gleichzeitig fiel auch der Mutter eine Schlaffheit des linken Beines auf.

Untersuchung am 26. Oktober: Blühendes Aussehen. Innere Organe gesund. Keine Augen- oder Gehirnstörungen. Kopf und Hals gut beweglich. Obere Extremität intakt.

Beiderseits schlaffe Beinparese mit Verlust der Sehnenreflexe und der Fußsohlenreflexe und ausgeprägter Peroneuslähmungsstellung der Füße. Sensibilität nicht zu prüfen. Keine Blasen-Mastdarmstörungen.

Das Befinden besserte sich rasch. Nur noch leichte Hypotonie im linken Bein, Sehnen- und Fußsohlenreflex daselbst noch nicht auslösbar. Sonstige neurologische Störungen nicht nachweisbar. Zahl der Leukocyten 5000; Blutbild sonst normal.

IX. **Katarina H., 1¾ Jahr,** Kappel.

Erster Fall im Dorfe Kappel, das aber in nächster Nähe von Weidenhausen (s. Karte von Marburg; Tafel I) liegt, wo Poliomyelitis herrscht.

Das Kind war früher stets gesund und erkrankte am 3. Oktober mit Fieber (37,6), großer Unruhe und starken Schweißen. Der Arzt stellte eine Angina und Bronchitis fest. Am 5. Krankheitstage war die Unruhe auffallend groß, das Kind schrie sehr viel, bohrte den Kopf in die Kissen und schien große Schmerzen bei jeder Berührung, besonders beim Anfassen der Arme, zu haben. Gegen seine sonstige Gewohnheit ließ sich das Kind nicht mehr auf den Arm nehmen und herumtragen. Es weinte auch sehr heftig beim Wasserlassen.

Untersuchung (Resümee) am 14. Oktober: Innere Organe gesund.

Rechtsseitige schlaffe Armparese, sonst keine Störungen von seiten des Zentralnervensystems; jedoch ist der Gang noch unsicher und das Kind scheint in den Knien etwas einzuknicken.

Im Rachenausstrich reichliche Pneumokokken und mäßig Staphylococcus albus.

Zahl der Leukocyten 5000, Blutausstrich sonst o. B.

4. Stadium der Lähmungen.

I. Spinale Symptome.

Motilität
(einschließlich Muskeltonus und Reflexe).

Das häufigste und deutlichste spinale Lähmungssymptom sind entschieden die Beinmuskelparesen. Dann folgt in der Häufigkeitsskala jedoch nicht die obere Extremität, sondern die Rumpfmuskulatur.

In nahezu vier Fünftel der Fälle waren die unteren Extremitäten befallen. In frischen Fällen ist die Läsion der Beine viel häufiger doppelseitig als rein einseitig; andererseits sind die Paresen nur in der Minderzahl der Fälle beiderseits nach Grad und Lokalisation annähernd gleichmäßig. In der Mehrzahl der Fälle ist nämlich die Lähmung asymmetrisch, in dem einem oder anderen Bein wesentlich stärker und ausgebreiteter. Die Läsion der unteren Extremitäten kann sich auch bei der Schwierigkeit sicherer Feststellung leichterer Paresen der einzelnen Muskelgruppen nur durch auffällige Hypotonie oder Verlust der Sehnenreflexe verraten.

Vielfach geht die Affektion des geringer befallenen Beines derart rasch wieder zurück, daß die initiale Doppelseitigkeit übersehen wird, wenn man das Kind etwas später untersucht. So erklärt es sich wohl, daß diejenigen Autoren, die, wie auch Medin, ganz frische Fälle untersuchten, Doppelseitigkeit der Paresen häufiger als Einseitigkeit fanden im Gegensatz zu jenen Autoren, die die Fälle etwas später untersuchten oder gar erst im chronischen Stadium sahen. In den auch anfänglich reinen Fällen einseitiger Beinparalysen besteht kein besonderes Überwiegen der linken oder rechten Extremität. Während Zappert eine auffällige Prädilektion der linken Extremität fand, war bei uns das rechte Bein etwas häufiger befallen als das linke und beide Arme fast gleichmäßig oft. Dieses gelegentliche Überwiegen der einen oder anderen Seite in dieser oder jener Statistik beruht wohl auf Zufälligkeiten.

Ein besonderer Prädilektionstypus der Beinparesen schien uns in frischen Fällen nur insofern zu bestehen, als die Beinlähmung proxymal meist stärker, frühzeitiger und hartnäckiger war als distal. Unter den distalen weniger gefährdeten Muskelgruppen macht aber der Peroneus eine Ausnahme. Er ist außerordentlich häufig mitbeteiligt und gar nicht selten allein oder vorherrschend gelähmt. Auch der Tibialis anticus ist häufig affiziert. Auf dieses elektive Verschontsein der distalsten Muskeln des Fußes haben auch Förster und Kramer hingewiesen. Wenn — wie so häufig — im Krankheitsbeginn die Beinlähmung eine totale ist, so pflegten tatsächlich sich die ersten Zeichen der Rückbildung distal und zwar an den Zehen geltend zu machen. Meist war das Wiedereinsetzen der Zehenbeugung das erste Signal der Reparation. Daß diese oder jene proxymalen Muskelgruppen der Hüfte und des Oberschenkels mit auffälliger Häufigkeit ergriffen oder verschont wurden, konnten wir bei frischen Fällen nicht feststellen. Auch Kniestrecker und Kniebeuger schienen uns anfänglich annähernd gleichmäßig befallen. Die initiale Beinlähmung ist meist viel zu diffus und die Untersuchungstechnik bei den gewöhnlich 1—3jährigen Kindern im frühen Krankheitsstadium, wo die Elektrodiagnostik meist versagt, viel zu schwierig, um ein hinreichend sicheres Urteil über die genauere Lokalisation der Paresen zu ermöglichen.

Selbst schwere Beinlähmungen werden im Krankheitsbeginn von den Angehörigen und manchmal sogar von den Ärzten tagelang völlig übersehen. Mehrmals haben wir beobachtet, daß bei solchen kleinen und bettlägerigen Patienten die fieberhaften Initialsymptome als gewöhnliche Mandelentzündung, Influenza oder Gastroenteritis gedeutet wurden. Nach Verschwinden dieser Krankheitserscheinungen schienen die kleinen Patienten geheilt, so daß die ärztlichen Besuche eingestellt wurden. Erst später, als die scheinbar genesenen Kinder wieder gehen und stehen sollten, wurden die schweren Beinlähmungen erkannt und richtig gedeutet. Wenn die Mutter auch schon vorher einmal die Schlaffheit der Beine gesehen hatte, so wurde dies als eine harmlose Schwäche infolge der fieberhaften Erkrankung gedeutet. Erst als sich die erschreckende Kunde von dem epidemischen Auftreten der Kinderlähmung im Publikum verbreitet hatte, wurden diese Dinge von den Angehörigen schon frühzeitig richtig bewertet, und auch bei scheinbarer Gastroenteritis, Influenza u. dgl. durch die Ärzte auf das Verhalten der Beinmotilität und der Reflexe genau geachtet.

Zur Feststellung des zeitlichen Eintretens, der Eigenart des weiteren Fortschreitens und der Ausbreitung der Lähmung ist man gerade bei kleinen Kindern in erster Linie auf ein eingehendes Befragen der Angehörigen angewiesen. Man erkennt dann, daß die ausgeprägten motorischen Lähmungen meist nur scheinbar plötzlich sich entwickeln. Schon tagelang vorher macht sich eine gewisse Muskelschwäche geltend, die allerdings bei schweren Initialerscheinungen und bei Bettruhe des Kindes meist übersehen wird. Diese anfängliche Extremitätenschwäche kann in larvierten Formen das einzige motorische Symptom sein. Meist steigert sie sich allerdings unter Verlust der Sehnenreflexe und Abnahme des Spannungszustandes der Muskulatur rasch zu groben Paresen. Die Lähmungen pflegen also an Intensität und Extensität akut zuzunehmen und bald ihren Höhepunkt zu erreichen. Im Falle doppelseitiger Beinlähmungen werden gewöhnlich beide Beine kurz nacheinander und nicht gleichzeitig befallen. Auf diese alarmierende Extremitätenschwäche wiesen uns in diagnostisch noch unklaren Fällen anamnestische Angaben der Mutter hin: daß ihr Kind beim Gehen und Stehen leicht einknickte, daß die Beine leicht müde werden („trag mich doch!"), daß das Kind hinkte, die Beinchen schonte, daß es unbeholfen, breit und unsicher ging („Ich falle, halte mich doch!"), daß es immer geführt werden wollte oder gar mußte, daß es mit den Ärmchen nicht mehr hochkam, daß es mit den Händchen schlecht und unsicher griff, den einen Arm nur mit Hilfe des anderen bewegte u. dgl. Auf schwere Beinparalysen bettlägeriger Kinder wurden die Mütter meist zuerst durch das schlaffe Baumeln der Glieder beim Herausnehmen und beim Waschen, durch ihr „wie totes" Herunterhängen, durch das unveränderte Liegenbleiben in jeder passiv gegebenen Lage sowie durch das Einknicken der Beinchen beim Versuch, die Kleinen aufzurichten, aufmerksam. Der Mangel an aktiver Beweglichkeit der unteren Extremitäten an sich wird bei zu Bett liegenden Kindern leicht verkannt. Auch für den Arzt ist der Nachweis leichter und lokalisierter Paresen bei den noch fiebernden, ungebärdigen, hyperästhetischen Kleinen oft sehr schwierig. Die Ausbeute durch eine gute Anamnese (daß z. B. das Kind in den letzten Tagen dieses oder jenes Beinchen schonte, daß es mit den Ärmchen nicht mehr hochkam, daß es mit den Händen schlecht griff u. dgl.) war oft viel größer als das Ergebnis der objektiven Motilitätsprüfung. Nach sorgfältiger Anamnese muß man dann unter Kontrolle der Sehnenreflexe zunächst durch passive Bewegungen (möglichst in allen Gelenken) und steten Vergleich beider Extremitäten auf allgemeine oder umschriebene Abnahme des Muskeltonus fahnden. Diese Hypotonie pflegt in der Hüft- und Oberschenkelmuskulatur bei starker Spreizung der Beine und extremer Hüftbeugung des im Kniegelenk gleichzeitig passiv gestreckten Beinchens besonders deutlich zu sein. Dann ist durch längere Beobachtung auf den einseitigen oder doppelseitigen Ausfall bestimmter Spontanbewegungen der Kinder zu achten und die Reaktion auf passiv gegebene Lageveränderungen der Glieder und das etwaige unveränderte Beibehalten derselben Lage, und zwar stets unter Vergleich beider Seiten zu kontrollieren. Auch die genauere Berücksichtigung der Spontanlage der Beinchen im Bett ist namentlich zur Erkennung der typischen Peroneusparesen unerläßlich. Man darf sich allerdings durch die physiologische Fußhaltung der Kinder mit Hebung des inneren Fußrandes nicht täuschen lassen und nicht vergessen, daß auch die prompte Auslösbarkeit der Sehnenreflexe erhebliche Paresen bei Poliomyelitis keineswegs ausschließt. Nur durch solche eingehenden Prüfungen und Nachforschungen ist man imstande, rudimentäre Fälle zu erkennen und sich sowie die Angehörigen auf das baldige Einsetzen nachfolgender schwerer Paralysen vorzubereiten.

Paresen der Rumpfmuskulatur sind im Frühstadium außerordentlich häufig. Sie fehlen bei schweren Lähmungen der unteren Extremitäten fast niemals; sie kommen gelegentlich — infolge einer besonderen Beteiligung des Dorsalmarkes — auch mehr oder minder isoliert vor. Selbst bei deutlicher Ausprägung der Paresen wird diese Beteiligung der Rumpfmuskulatur erfahrungsgemäß leicht übersehen. Man pflegt bei den kleinen bettlägerigen Kranken in der Praxis fast nur auf die wohlbekannte Extremitätenlähmung und nicht auf die noch wenig geläufigen Paresen der Rumpfmuskulatur zu achten. Dazu kommen die weitaus größeren diagnostischen Schwierigkeiten, die der Nachweis solcher Rumpfmuskelparesen mit sich bringt. Noch am leichtesten sind schwere Paresen der Kopf- und Halsmuskulatur zu erkennen. Das schlaffe Nachhintensinken des emporgehobenen Köpfchens, das schlaffe Fallen desselben nach allen Seiten hin beim Aufsetzen können bald über die Lähmung der Vorwärts- und Rückwärtsbeuger sowie der Seitwärtsdreher des Kopfes orientieren. Leichtere und weniger ausgebreitete Paresen der Kopf- und Halsmuskulatur entziehen sich jedoch bei den kleinen Patienten im fieberhaften Stadium fast ganz der Beobachtung.

Ungemein häufig und für die Frühdiagnose wichtig ist die initiale Bauchmuskelschwäche. Wir stimmen auf Grund unserer Erfahrungen durchaus mit Wickman überein, daß sie im akuten Stadium meist doppelseitig und diffus ist, wenn sie manchmal auch einseitig und umschrieben stärker ausgeprägt sein kann. Diese Bauchmuskelschwäche erkennt man vielfach schon an der ausgesprochenen Hypotonie der Bauchdecken bei der Betastung. Die umschriebenen stärkeren Paresen äußern sich durch die stärkere lokale Vorwölbung der Bauchdecken beim Husten (eventuell mit gleichzeitigem Verziehen des Nabels nach der gesunden Seite). Fast stets ging die Hypotonie in unseren Fällen mit einer mäßigen, scheinbar meteoristischen Vorwölbung des Leibes und Verschwinden bzw. Abschwächung der Bauchdeckenreflexe beiderseits einher. Dieser Parallelismus zwischen Bauchmuskelparese und Areflexie der Bauchdecken ist allerdings kein regelmäßiger. Trotz deutlicher Parese können zeitweise — wenigstens anfänglich — noch die Bauchdeckenreflexe erhalten bleiben, und sie können ausnahmsweise auch erlöschen ohne gröbere Bauchmuskelschwäche. Diese Weichheit des Abdomens bei der Betastung fand sich übrigens auch in Fällen mit meningitischen Symptomen. Jene kahnförmige Einziehung des Leibes, die zu den Kennzeichen der echten Meningitis gehört, haben wir niemals bei Poliomyelitis gesehen. Ein Fall, bei dem sie sehr ausgesprochen war, entpuppte sich späterhin als eine sporadische echte Genickstarre. Die hypotonischen Bauchdeckenparesen besitzen also bei der Differentialdiagnose zwischen Meningitis und Poliomyelitis eine nicht unerhebliche Bedeutung. Ausnahmsweise soll allerdings auch kahnförmige Einziehung des Abdomens bei der Kinderlähmung vorkommen. Neuerdings hat Förster einen solchen Fall beschrieben. Die Weichheit der vorgewölbten Bauchdecken genügt meist noch nicht zum sicheren Nachweis der Parese. Zu den wichtigsten Aufgaben der Bauchmuskulatur gehört bekanntlich die Beugung der Wirbelsäule nach vorn. Bettlägerige Patienten sind also nicht imstande, ohne Unterstützung der Hände aus horizontaler Lage sich aufzurichten. Die Untersuchungstechnik muß dieselbe sein, wie beim Nachweis der von Finkelnburg aus der Schultzeschen Klinik beschriebenen diagnostisch sehr wichtigen Bauchmuskelschwäche bei beginnender multipler Sklerose. Die Unmöglichkeit, sich ohne Unterstützung der Hände aus horizontaler Lage aufzurichten, kann allerdings nicht nur auf der Parese der Bauchmuskulatur, sondern auf der gleichzeitigen Schwäche des Ileopsoas beruhen. Bei kleinen Kindern läßt die Untersuchungstechnik auf Bauchmuskelparesen bei der ärztlichen Visite meist im Stich. Im Verein mit der Weichheit des vorgewölbten Leibes muß man sich dann mit dem Nachweis begnügen, daß das passiv aufgerichtete Kind nicht gut aufrecht sitzen bleiben kann, und mit den anamnestischen Berichten der Mütter, daß es sich gar nicht mehr spontan aufzurichten versucht, oder daß diese Versuche stets mißlingen. Wenn gleichzeitig die Strecker der Wirbelsäule geschädigt sind, dann bemerkt die Mutter meist, daß das auf den Arm genommene oder emporgehaltene Kind gar keinen „Halt" mehr hat, sondern merkwürdig leicht nach vorn und hinten schlaff „zusammenklappt" (eine Mutter sagte uns: „Das Kind ist so schlaff wie ein Lumpen"). Noch größere diagnostische Schwierigkeiten macht die genaue Feststellung der gleichfalls sehr häufigen Paresen der Rückenmuskulatur. Schon beim Erwachsenen ist hier die Untersuchungstechnik, wenn es sich auch nur um annähernd genaue Feststellung der einzelnen paretischen Muskelgruppen handelt, sehr schwierig. Auf schwere Rückenmuskelparesen unserer Kinder mit Poliomyelitis deutete vor allem die große Schlaffheit der Wirbelsäule beim Herausnehmen aus dem Bett sowie beim Versuch passiver Bewegungen in den Wirbelgelenken hin. Vielfach erschwert die Hyperästhesie gerade diese Funktionsprüfung außerordentlich. Unter den Rückenmuskeln schien vor allem der Longissimus dorsi befallen zu sein. Wenn sich damit, wie wir dies gelegentlich beobachtet haben, eine Parese der Glutaei verbindet, so kann bei Poliomyelitis ganz akut jene Funktionsstörung entstehen, wie sie bei der Muskeldystrophie allgemein bekannt ist. Die Kinder watschelten beim Gehen. Sie waren wohl imstande, beim Stehen sich zu bücken und auf den Boden gefallene Gegenstände zu ergreifen; sie konnten sich aber trotz leidlicher Kniestreckung nicht mehr aufrichten und versuchten es in derselben Weise wie die Dystrophischen durch Aufstützen und Hochklettern der Arme an den Beinen. Bei einem Kinde wurde die vorwiegend auf Rumpf- und Hüftmuskulatur beschränkte Poliomyelitis zuerst dadurch erkannt, daß es eines Tages den auf den Boden geworfenen Ball zwar ergreifen, jedoch nicht mehr aufheben konnte. Zwei andere Kinder konnten im Krankheitsbeginn bei durchgedrückten Beinen noch ganz gut stehen; sie stürzten aber beim Versuch, sich vornherüber zu beugen, sofort zu Boden. Ein gutes Beispiel für eine vorwiegende dorsale Poliomyelitis ist wohl folgender Fall:

Christine M., 7 Jahre, Weidenhausen 43.

Stammt aus gesunder Familie, war auch sonst immer gesund. Die Familie und das Kind sind angeblich niemals mit anderen Familien in Weidenhausen (s. Abb. 3, Seite 56), wo Poliomyelitis herrscht, zusammengekommen.

Das Kind erkrankte am 16. Oktober ganz plötzlich mit hohem Fieber, Schüttelfrost, Kopfschmerzen und Rückenschmerzen. Es schwitzte auch außerordentlich stark. Es fiel der Mutter auf, daß das Kind sich nicht mehr ohne Unterstützung im Bett aufrichten, noch sicher gehen konnte.

Untersuchung am 18. Oktober: Innere Organe gesund. Keine Augen- und Gehirnstörungen.

Arme intakt, Sehnen- und Periostreflexe normal. Leichter Tremor der Hände.

Untere Extremität: Kraft, Beweglichkeit, Tonus gut, Sehnenreflexe beiderseits lebhaft, Fußsohlenreflex sehr deutlich, spontane Neigung der großen Zehe zur Dorsalflexion.

Das Kind kann leidlich stehen und mit Unterstützung gehen, ist aber nicht imstande, sich ohne Unterstützung vom Boden aufzurichten, anscheinend wohl deshalb, weil es die Wirbelsäule nicht strecken kann. Beim Versuch zu gehen fällt es auf das Gesicht. Ausgesprochene Bauchmuskelparese; trotzdem Bauchdeckenreflexe auslösbar. Atemmuskulatur, insbesondere Intercostales, frei.

Rachenausstrich: Staphylococcus aureus, daneben ziemlich reichlich Pneumokokken.

Die Rumpfmuskelparese bessert sich nur sehr langsam. Nach 4 Monaten kann das Kind wieder normal sich aufrichten, stehen und gehen. Extremitäten normal. Das Kind ist aber nach Angabe der Eltern gegen früher geistig verändert; auffallend schreckhaft und ängstlich, schläft sehr schlecht, klagt über Herzklopfen und Zittern im ganzen Körper (vgl. Seite 91).

Gar nicht selten und in tödlichen Fällen ganz gewöhnlich wird die Inspirationsmuskulatur ergriffen. Glücklicherweise bleibt die Zwerchfellatmung gewöhnlich noch gut. Wenn auch diese leidet, kann die Parese wenigstens anfangs noch ausgesprochen einseitig sein. Bei einem in der hiesigen med. Klinik beobachteten Kinde konnte diese einseitige Zwerchfellähmung noch röntgenologisch sichergestellt werden. Auf die anfänglich meist doppelseitige, aber einseitig oft stärkere Parese der Intercostales weist vielfach schon die starke abdominale Atmung der kleinen Patienten hin. Die inspiratorische Vorwölbung des Leibes wird dabei durch die gleichzeitige hypotonische Parese der Bauchmuskulatur noch verstärkt.

Die große Häufigkeit der Rumpfmuskelparesen im akuten und zum Teil auch noch im chronischen Stadium wird neuerdings fast von allen Autoren nachdrücklichst betont. Förster vermißte unter 11 Fällen nur einmal die Beteiligung der Rumpfmuskulatur. Wir selbst haben sie in über zwei Drittel der Fälle gesehen. Unter den Rumpfmuskellähmungen gaben in unseren Fällen die Hals- und Bauchmuskelparesen meist eine gute Prognose. Die frühzeitig einsetzende Schlaffheit des Köpfchens verlor sich gewöhnlich wiederum rasch. Nur in einem Fall wackelte ein 5jähriger Knabe beim Gehen noch längere Zeit stets mit dem Kopf hin und her. Die doppelseitige, diffuse, hypotonische Lähmung der Bauchmuskulatur ging fast stets zurück; nur in einem kleinen Teil der Fälle kam es zu jetzt noch fortbestehenden, mehr umschriebenen Lähmungen.

Vorherrschende Lähmungen der oberen Extremität sind zwar seltener als solche der unteren; wir haben sie aber immerhin in 8 Fällen gesehen. Die Häufigkeit der Armparalysen steigert sich noch dadurch, daß sie zu den Beinlähmungen meist erst sekundär hinzutreten. Die absolute und relative Häufigkeit der einzelnen Extremitätenlähmungen gibt die folgende Tabelle wieder:

Ein Bein	18%
Beide Beine	26
Beide Beine und ein Arm	10
Beide Beine und beide Arme	12
Ein Bein und gleichseitiger Arm	6
Arm und Bein gekreuzt	7
Beide Arme	2
Ein Arm	6
Beide Arme und ein Bein	2
insgesamt:	89%

In etwa 10% unserer Fälle kam es im Krankheitsbeginn, aber meist nur vorübergehend, zu einer doppelseitigen, fast völligen Lähmung aller Extremitäten. Viel häufiger noch ist es, daß die meist später einsetzenden Paresen der Arme nur unvollständig sind, oder daß sich ihre Beteiligung nur durch Verschwinden der Sehnenreflexe verrät. Die zeitliche Entwicklung der Arm- und Beinparesen ist nur selten eine umgekehrte insofern, daß zur anfänglichen Armlähmung später Beinparesen hinzutreten.

Die Art und Weise dieser Beteiligung der oberen Extremität kann recht verschieden sein. Zunächst einmal kann die Lähmung sich dauernd ausschließlich oder mindestens ganz vorherrschend auf die obere Extremität beschränken. Solche isolierte Armparalysen sind häufiger einseitig (6) als doppelseitig (2); dies gilt jedoch nur bei Berücksichtigung grober Ausfallserscheinungen. Vielfach liegen dann, wenn bei etwas älteren Kindern eingehendere Funktionsprüfungen möglich sind, doch leichtere Paresen auch auf der anderen Seite vor, oder wenigstens Hypotonie und Verschwinden der Sehnenreflexe. Gewöhnlich liegt bei der häufigen Kombination von Arm- und Beinlähmungen, wie schon erwähnt, eine aufsteigende Parese vor. Die spätere Armparese ist allerdings nur partiell und häufig nur einseitig oder wenigstens einseitig viel stärker. Meist tritt dann bei einseitigen und intensiven Beinlähmungen die Parese in dem gleichseitigen Arme frühzeitiger, intensiver oder gar isoliert auf. Auch einen rein spinalen hemiplegischen Typus haben wir gar nicht selten beobachtet. Andererseits kommt es auch vor, daß die gröberen Extremitätenlähmungen gekreuzte sind. Daß in unseren 7 einschlägigen Fällen 6 mal die Kombination rechtsseitiger Beinlähmung mit linksseitiger Armparalyse vorlag, beruht vielleicht nur auf Zufälligkeiten.

Die Armparesen besitzen eine ausgesprochene Vorliebe für die Schultermuskulatur, und vor allem für den Musculus deltoideus. Gar nicht selten liegen isolierte Schulter- bzw. Deltoideusparesen vor. Ein häufiger Typus ist es auch, daß sich zu schweren Beinlähmungen noch reine Schulterparesen hinzugesellen. Auch bei ausgebreiteteren und totalen Lähmungen der oberen Extremität pflegt die Schultermuskulatur am häufigsten und hartnäckigsten befallen zu sein. Die anfangs proxymale Lähmung schreitet dann gewissermaßen distal bis zur völligen Armparalyse fort, bei der Rückbildung gewöhnlich aber umgekehrt, insofern als die ersten Armbewegungen wieder distal beginnen, und oft nur proxymal dauernde Lähmungen übrigbleiben. Selbst bei fast völligen Armlähmungen sind kleine Hand- und Fingerbewegungen, wie auch

Förster beobachtet hat, fast immer noch angedeutet. Unter den einzelnen Muskeln des Schultergürtels scheint auch bei der Reparation der Deltoideus die schlechteste Prognose zu geben. Die Funktion der übrigen Muskeln des Schultergelenks stellt sich meist frühzeitiger und besser ein. Im Verein mit der Schultermuskulatur, nur selten isoliert, sind häufig auch die Strecker und Beuger des Oberarmes befallen. Die Tricepsparesen waren manchmal hartnäckiger und intensiver als die Bicepslähmungen. Auch nach Förster bildeten Deltoideus- und Tricepslähmungen die hauptsächlichsten endgültigen Überbleibsel der poliomyelitischen Armbeteiligung. Mit der Tricepslähmung war nach Förster immer eine Lähmung des Abductor poll. brevis vergesellschaftet, die sich in der eigentümlichen Form der Opposition des Daumens zeigte. Wenn Vorderarm und Hände befallen waren, fiel uns nicht selten die stärkere Affektion der Beuger gegenüber der geringeren Beteiligung der Strecker auf. Doch handelt es sich bei diesem Prädilektionstypus der Armparesen keineswegs um starre Regeln. Es sind nur die häufigsten Typen, die zahlreiche und vielgestaltige Ausnahmen besitzen. Ausnahmsweise kann sogar bei normalem Schultergürtel und Ellbogengelenk eine isolierte spinale Vorderarm- und Handparese vorkommen.

Von dem allbekannten Gesetze, daß die frische, spinale poliomyelitische Lähmung eine schlaffe, atonische ist und mit Verlust der Sehnenreflexe einhergeht, gibt es gelegentliche Ausnahmen. Der typische Parallelismus zwischen Lähmung und Hypotonie kann manchmal insofern durchbrochen werden, als ausgesprochene Hypotonien ohne schwerere Lähmungen, und andererseits erhebliche Paresen trotz ihrer spinalen Entstehung ohne Hypotonie, ja sogar mit deutlicher Hypertonie vorkommen können (vgl. Seite 117).

Auch die Sehnenreflexe, deren Auslösung im Krankheitsbeginn gar nicht selten zu Schmerzäußerungen führt, zeigen dasselbe. In der Regel verschwinden sie, namentlich an den unteren Extremitäten, schon frühzeitig. Sie verlieren sich vielfach selbst dann, wenn deutliche Beinparesen vollkommen ausbleiben, sowie auch beim Verschontsein der Kniestrecker bzw. der Wadenmuskulatur. Bei bulbärer Kinderlähmung und scheinbar isolierter Armparese kann das einseitige oder doppelseitige Verschwinden der Sehnenreflexe an den unteren Extremitäten das einzige objektive

Kennzeichen der Beteiligung der Beine am Krankheitsprozeß sein. Wir haben sogar beobachtet, daß das Verschwinden der Patellar- und Achillessehnenreflexe überhaupt das einzige objektive Signal larvierter Poliomyelitisfälle war. Die Patellar- und Achillessehnenreflexe verschwinden keineswegs immer gleichzeitig. Bei fehlendem Kniephänomen können die Achillessehnenreflexe, die wir übrigens bei gesunden Kindern in den ersten beiden Lebensjahren keineswegs regelmäßig auslösen konnten, vorhanden, ja sogar gesteigert sein. Im Reparationsstadium haben wir, ebenso wie Förster und andere gesehen, daß sich bei Rückkehr der Sehnenreflexe wiederholt eine krankhafte Steigerung und ausnahmsweise sogar Fußklonus zeigte. Dies war übrigens gelegentlich auch vor dem Erlöschen der Sehnenreflexe der Fall. Vielleicht ist diese initiale Steigerung recht häufig; die ärztliche Untersuchung kommt eben meist zu spät.

Das Verhalten der Hautreflexe wird verschieden geschildert. Nur über die große Regelmäßigkeit des Verlustes der Bauchdeckenreflexe bei schweren Lähmungen der unteren Extremitäten und bei Beteiligung der Rumpfmuskulatur herrscht Übereinstimmung. Andererseits verschwindet auch der Cremasterreflex häufig, aber keineswegs mit jener Regelmäßigkeit wie der Bauchdeckenreflex. Förster schreibt sogar, daß der Cremasterreflex auffallend oft erhalten blieb. Andererseits ist die Angabe Försters, daß auch der Fußsohlenreflex in fast allen seinen Fällen vorhanden war, für unser Material nicht zutreffend. Bei schweren Lähmungen geht der Fußsohlenreflex gewöhnlich etwas später verloren als die Sehnenreflexe an den Beinen; er pflegt nebenbei frühzeitiger wiederzukehren. Manchmal ist diese Areflexie derart flüchtig, daß sie nur in ganz frischen Fällen sicherzustellen ist. Jedenfalls nimmt gewöhnlich bei frischer Poliomyelitis mit ausgebreiteten Beinlähmungen die Reflexempfindlichkeit der Fußsohlen wenigstens anfänglich in der großen Mehrzahl der Fälle bis zum völligen Verschwinden des reflektorischen motorischen Ausschlages ab. Es kommt selbst vor, daß bei einseitiger schlaffer Beinlähmung die Fußsohlenreflexe vorübergehend doppelseitig verschwinden. Der Typus entsprach in der Mehrzahl der Fälle der normalen Plantarflexion der Zehen. Wiederholt haben wir jedoch auch bei etwas älteren Kindern, wo die physiologische Neigung zur Dorsalflexion der große Zehen als Fehlerquelle kaum mehr in Frage kam, das Babinskische Zehenphänomen sowie das Oppenheimsche Unterschenkelphänomen gesehen. Bei der verringerten Reflexempfindlichkeit der Fußsohlen bedarf es zeitweise eines starken Streichens, um die träge tonische Dorsalflexion der großen Zehe auszulösen.

Auch noch andere Symptome wiesen in einzelnen Fällen auf eine erhebliche Beteiligung der Pyramidenbahn hin. Es kann sogar zu spastischen Paresen kommen. Wir haben drei solche Fälle gesehen und uns durch myelitische Seitenstrangherde erklärt. In einem Fall kam es zu einer spastischen Lähmung eines Beines mit schlaffer Parese des gleichseitigen Armes, und ein anderes Mal zu einer spastischen Parese des Armes mit schlaffer Beinlähmung. In einem 3. Falle trat nach anfänglicher doppelseitiger schlaffer Parese im Reparationsstadium (gleichfalls wohl als Ausdruck der früheren Seitenstrangschädigung) eine spastische Parese eines Beines auf mit deutlicher Hypertonie, erheblicher Steigerung der Sehnenreflexe, Babinskischem Zehenphänomen und einer fast ausschließlichen Beteiligung der Verkürzer des Beines (Prädilektionstypus nach Wernicke-Mann), also mit allen Symptomen der Pyramidenbahnschädigung. Schon die anatomisch sichergestellte Tatsache, daß die spinale Kinderlähmung streng genommen nicht nur eine Poliomyelitis, sondern eine disseminierte Myelitis mit gelegentlich erheblicher Aussaat von Entzündungsherden im Seitenstrang ist, muß vor der irrtümlichen Auffassung schützen, daß die spastischen Paresen bei der Kinderlähmung stets auf Kombination mit der cerebro-bulbären Form beruhen müssen.

Als typisch für die Poliomyelitis gilt das Einsetzen der Lähmungen im unmittelbaren Anschluß an die fieberhaften Initialerscheinungen oder schon während derselben. Nach Wickman lassen sich die Bewegungsstörungen meist schon 2—3 Tage nach Krankheitsbeginn nachweisen. Wir konnten dies im wesentlichen bestätigen. In manchen Fällen setzten die Lähmungen sogar am 1. Krankheitstage ein; andererseits war es nicht selten, daß 4—5 Tage vergingen, ehe auch durch ärztliche Beobachtung die Paralyse sichergestellt werden konnte. Wir haben übrigens keinerlei Unterschiede bemerkt hinsichtlich des zeitlichen Einsetzens der Lähmungserscheinungen bei den verschiedenen Zustandsbildern des Initialstadiums, etwa dergestalt, daß die Paresen nach Affektionen der Respirationswege frühzeitiger oder später kamen als nach initialen Magen-Darmstörungen. Wenn auch in der großen Mehrzahl der Fälle die Paresen erst während des 1.—5. Krankheitstages ihre volle Intensität und Extensität erreicht haben, kam es doch manchmal vor, daß die Lähmungen erst nach 8, ja erst nach 14 Tagen auftraten. Einzelne Kinder schienen sogar nach Ablauf der Allgemeinerscheinungen einige Tage lang vollkommen gesund zu sein; sie standen wieder auf und liefen herum, bis dann plötzlich ohne neue fieberhafte Attacken und sonstige Begleitsymptome die Paralyse einsetzte.

Nicht immer beruht das verspätete Einsetzen der Lähmungen auf mangelnder Aufmerksamkeit der Eltern. In einzelnen Fällen schleppt sich nämlich das Stadium der „Allgemeinsymptome" 1—2 Wochen ohne greifbare objektive Ausfallserscheinungen hin, bis dann mit oder ohne weiteren fieberhaften Schub die Lähmung sich einstellt. In einem Sektionsfalle z. B. trat erst nach einem etwa 14 Tage dauernden Stadium unbestimmter Allgemeinsymptome eine neue fieberhafte Steigerung auf mit rascher Entwicklung schwerer und tödlicher Bulbärerscheinungen. In einer weiteren Eigenbeobachtung zog sich das diagnostisch unklare initiale Zustandsbild mit mäßigem Fieber fast 3 Wochen hin, bis die Bulbärsymptome sich entwickelten. Man muß in solchen Fällen allerdings mit der Möglichkeit rechnen, daß die Poliomyelitis hier nur die spätere Komplikation eines anderen Leidens darstellen kann. Die klinischen Beobachtungen beweisen andererseits im Verein mit ähnlichen Befunden bei experimenteller Affenpoliomyelitis, daß das Leiden mit Fieberrezidiven sich in Schüben entwickeln kann. Die Möglichkeit eines stark verzögerten Auftretens der Lähmungserscheinungen ist demnach gegeben. Auch wir selbst haben wiederholt vor der Entwicklung der Paralysen, die im Anschluß an den letzten Schub erfolgten, fieberhafte Rezidive in Hessen-Nassau gesehen. Zwischen solchen Rezidiven und einfachen Rekrudescenzen gibt es fließende Übergänge.

Es kommt vor, daß die Kinder zwischen dem ersten und zweiten Schub wiederum gesund erscheinen und zur Schule gehen. Jüngst machte Förster auch auf recht protrahierte Weiterentwicklungen der Lähmungen aufmerksam. In einem dieser Fälle erreichte die Ausbreitung der Paresen erst nach 12 Tagen ihren Höhepunkt. Über die nach Wickman äußerst seltenen fieberhaften Rezidive bei schon entwickelten Lähmungen besitzen wir keine beweiskräftigen Eigenbeobachtungen. Wir haben nur einige Male mehrere Tage nach Abklingen der ersten Allgemeinerscheinungen mit anschließenden Extremitätenlähmungen eine neue fieberhafte Attacke, jedoch ohne Entwicklung weiterer Paresen gesehen. Bei einem anderen kleinen Patienten stellte sich etwa eine Woche nach Ablauf des Initialstadiums mit rasch sich anschließender Facialislähmung ohne erkennbare neue fieberhafte Allgemeinsymptome eine Abducensparese ein. Eine solche verspätete Entwicklung von Paresen nach Ablauf des Initialstadiums braucht unseres Ermessens keineswegs auf einem Nachschub von Entzündungsherden im Zentralnervensystem zu beruhen. Es kann nur ein plötzliches Versagen der schon vorher geschädigten Zentren und Bahnen vorliegen. Gleiches sehen wir häufig auch bei der multiplen Sklerose, wo trotz langsamer chronischer Weiterentwicklung der Herde apoplektiforme und gelegentlich rezidivierende Lähmungen zustande kommen. Daß selbst noch im Reparationsstadium die Möglichkeit echter fieberhafter Rezidive mit neuen Paresen selbst nach Ablauf mehrerer Wochen droht, lehren die Fälle von Medin, Leegard und Förster.

Hinsichtlich Muskelatrophie und elektrischer Erregbarkeit, vgl. Seite 163.

Sensibilität.

Der Satz, daß die Sensibilität bei der Kinderlähmung im wesentlichen normal bleibt, gilt nicht für die frischen Fälle. Sensible Reizerscheinungen gehören nicht nur zu den gewöhnlichsten Symptomen, sondern sogar zu den wichtigsten Behelfen der Frühdiagnose. Die sensiblen Ausfallserscheinungen treten allerdings auch im Frühstadium gegenüber den motorischen ganz in den Hintergrund; sie fehlen aber keineswegs ganz. Die Schwierigkeit der Sensibilitätsprüfung bei den kleinen Kindern ist namentlich im Krankheitsbeginn eine derart große, daß nur ganz grobe Ausfallserscheinungen sicherzustellen sind. Es droht zudem die Fehlerquelle, daß auch nach unseren Erfahrungen die sensiblen Ausfallserscheinungen einer viel rascheren Rückbildung fähig sind als die Motilitätsstörungen. Über das Vorkommen und die Häufigkeit objektiver Empfindungsstörungen geben deshalb fast nur Poliomyelitisfälle bei älteren Kindern und schon Erwachsenen Aufschluß. Bei unseren ältesten Patienten im Alter von 23 und 25 Jahren, die schwere spinale Lähmungserscheinungen zeigten, waren in beiden Fällen ausgebreitete Hypästhesien, allerdings flüchtigen Charakters, im Krankheitsbeginn nachweisbar. Ähnliches fanden wir in scheinbar sporadischen Fällen, die noch aus der medizinischen Klinik in Breslau stammen (vgl. Seite 151). Wir glauben fast, daß solche Hypästhesien im Krankheitsbeginn ganz gewöhnlich sind und nur infolge ihrer leichten Restitution und ihres außerordentlich schwierigen Nachweises bei den meist 1—3 jährigen Kleinen sich der Beobachtung entziehen. Einen ganz groben Ausfall der bewußten Empfindung fanden wir im Frühstadium nur bei einem Kinde. Die Schmerz- und anscheinend auch die Temperaturempfindungen waren im Bereich des gelähmten Armes während der ganzen mehrtägigen Beobachtung fast vollkommen aufgehoben. Auch bei den obenerwähnten älteren Kranken lag entschieden eine dissoziierte Empfindungslähmung derart vor, daß neben der Berührungsempfindung in erster Linie die Schmerz- und Temperaturempfindungen abgeschwächt waren. Es war also die „Hinterhornsensibilität" im Sinne Strümpells geschädigt, d. h. jene Empfindungsqualitäten, die durch die einstrahlenden hinteren Wurzelfasern nach dem Hinterhorn eilen, daselbst Anschluß an Ganglienzellen erhalten und in anderen Neuriten nach ihrer Kreuzung in der vorderen Commissur in den Vorderseitenstranggebieten nach oben streben. Diese mehr oder minder elektive Schädigung der Hinterhornsensibilität im Krankheitsbeginn ist bei einer „Poliomyelitis posterior" leicht verständlich, und die pathologisch-anatomischen Befunde, die ein häufiges Befallensein der Hinterhörner in frischen Fällen beweisen, sprechen durchaus für unsere Auffassung, daß solche Abstumpfungen der Temperatur- und Schmerzempfindungen bei ganz frischen Poliomyelitisfällen häufig sind. Solche Sensibilitätsstörungen (vornehmlich vom Hinterhorntypus) sind im akuten Stadium schon wiederholt beschrieben, z. B. von Medin und Wickman; auch Krause hat in Westfalen eine wochenlang dauernde völlige Anästhesie gesehen („er konnte dem Kinde eine Nadel durch die Haut hindurchstechen, ohne daß es irgendwie Schmerz äußerte"). In der Literatur wird berichtet, daß bei solcher „Poliomyelitis posterior" gelegentlich auch dauernde Empfindungsstörungen vorkommen.

Im Reparations- und chronischen Stadium können leichtere spinale Sensibilitätsstörungen durch die oft mit Cyanose gepaarte große Kälte der gelähmten Extremitäten vorgetäuscht werden.

Kälte, Cyanose und Ödem sind wohl im wesentlichen als Folge der Muskellähmung aufzufassen; immerhin scheinen im Frühstadium auch echte vasomotorische Störungen vorzukommen. Die sogenannten trophischen Veränderungen spielen bei frischer Poliomyelitis keine Rolle. Die gleichzeitige Atrophie der Haut, die Anomalien des Haarwuchses u. dgl. gehören zur Symptomatologie der chronischen Lähmungen.

Blasen-Mastdarmstörungen.

Daß grobe nervöse Störungen der Blasen-Mastdarmfunktion fast nur im Frühstadium vorkommen, hat schon Heine beobachtet. Er sagt: „Blase und Mastdarm sind nur vorübergehend geschwächt, aber nie dauernd gelähmt.“ Im Krankheitsbeginn hat jedoch schon Heine Blasen- und Mastdarmlähmungen beschrieben.

Seine Angaben haben sich späterhin vollauf bestätigt. Medin sah im fieberhaften Stadium wiederholt Urinretention, so daß katheterisiert werden mußte. Die Störung war jedoch flüchtig, sie erstreckte sich nicht in das Lähmungsstadium hinein. Auch bei der großen schwedischen Epidemie 1905 kam initiale Harnverhaltung nach Wickman nicht selten vor. Sie ging jedoch von selbst zurück. Nur in einem Falle dauerten die Harnbeschwerden noch mehrere Monate. Selbst Inkontinenz wurde beobachtet; sie verschwand aber gleichfalls schon nach 1—2 Tagen. Auch ähnliche Störungen der Mastdarmfunktion traten auf, insofern einige Male eine kurze Incontinentia alvi bestand. Ausnahmsweise jedoch kam es auch zu einer länger dauernden Schwäche des Sphincter ani. Aus der letzten großen westfälischen Epidemie berichtet Krause, daß Blasenlähmungen nur bei gleichzeitiger Paralyse beider Beine vorgekommen seien. Förster fand in Schlesien unter 11 frischen Fällen 6mal Blasenstörungen, bald in Form von Retentio, bald von Incontinentia. In einem schweren Falle währte die Inkontinenz, die auch sonst gelegentlich das fieberhafte Stadium überdauern kann, etwa 14 Tage lang. Die in Schlesien häufig beobachtete hartnäckige Verstopfung im Krankheitsbeginn wurde ebenfalls als nervöse Störung, d. h. als Parese der Darmmuskulatur aufgefaßt.

Nach unseren Befunden in Hessen-Nassau gehören nervöse Blasenstörungen zweifellos zu den gewöhnlichsten Krankheitserscheinungen des Frühstadiums. Ihre Häufigkeit wird sicherlich deshalb unterschätzt, weil es sich meist um flüchtige und leichtere Anomalien handelt. Sie entziehen sich zudem im frühen Kindesalter, wo die psychische Beherrschung der Blase noch wenig gefestigt ist, leicht dem Nachweis. Bei Kindern in diesem Alter versagt in dieser Hinsicht die Anamnese fast ganz. Leichtere Anomalien der Blasentätigkeit z. B. in der Form, daß ein stärkeres Pressen notwendig ist, und daß sich zwischen Harndrang und der Möglichkeit der Entleerung eine längere Pause einschiebt, sind jedoch fast nur anamnestisch nachweisbar. Über die Häufigkeit der Blasenstörungen bekommt man deshalb nur dann ein einigermaßen richtiges Bild, wenn man nur die etwas älteren und in ihren Angaben hinreichend zuverlässigen Kinder sowie die schon erwachsenen Kranken berücksichtigt. Im frühen Kindesalter gelangen natürlich nur gröbere Störungen zur Beobachtung; trotz alledem sind auch diese im Frühstadium keineswegs selten. Meist handelt es sich um eine Retentio urinae. Sie pflegt flüchtig und nur selten so hochgradig zu sein, daß ärztliches Eingreifen notwendig erscheint. Immerhin mußte in 2 Fällen anfänglich katheterisiert werden. Solche schweren Grade der Harnverhaltung scheinen jedoch nur bei ausgeprägten doppelseitigen Lähmungen der Beine vorzukommen. Auch hier dauerte die Harnverhaltung nur wenige Tage. Im Anschluß daran blieb jedoch für längere Zeit noch eine leichtere Erschwerung der Urinentleerung zurück (bei einer erwachsenen Patientin noch mehrere Wochen). In unseren Fällen von Retentio urinae war der Harndrang bald herabgesetzt, bald lebhaft und schmerzhaft; wesentlich seltener war die Incontinentia. Es handelte sich dabei um früher reinliche kleine Kinder, die seit dem Auftreten der Lähmungserscheinungen sich nicht mehr meldeten, Urin und auch Stuhl unter sich gehen ließen. Länger dauernde Incontinentia, insbesondere alvi haben wir bei etwas älteren Kindern niemals gesehen. Daß die Hyperästhesie zu Täuschungen führen kann, ist schon an anderer Stelle geschildert. Manchmal wurde auch die Entleerung des Urins an sich als schmerzhaft bezeichnet.

Im Urin selbst fehlten stets krankhafte Beimengungen. Wir haben niemals Albuminurie, niemals Zuckerausscheidung beobachtet, ebensowenig eine stärkere Indicanurie noch eine positive Diazoreaktion. Wir haben allerdings nur etwa ein Dutzend frischer

Fälle nach dieser Richtung hin genau untersucht. Die Urinmenge selbst scheint bei erhöhter Konzentration (wohl infolge der Schweiße, des Fiebers und manchmal auch der Durchfälle) oft abnorm gering zu sein. Vielleicht war auch deshalb manchmal die Urinentleerung schmerzhaft.

Die Pathogenese dieser Blasen-Mastdarmstörungen ist keine einheitliche; die Fehlerquelle der Hyperästhesie ist schon erwähnt. Die Bauchmuskelparese vermag im Verein mit der notwendigen Bettruhe leichte spinale Blasenstörungen vorzutäuschen, zumal der Harndrang bei großem Wasserverlust durch Haut und Darm nur gering sein kann. In der Mehrzahl unserer Fälle schien uns jedoch die spinale Erkrankung die eigentliche Ursache zu sein, sei es, daß eine Läsion jener langen, cerebrospinalen und zu den sympathischen Zentren eilenden Bahnen vorlag, die die psychischen Impulse zur Blase leiten, sei es, daß die Miterkrankung der grauen Substanz des Conus medullaris bedeutsam ist. Für die Streitfrage, ob spinale Blasenzentren existieren oder nicht, ist sicherlich, wie auch schon Oppenheim und Wickman hervorhoben, die Seltenheit von wirklichen Sphincterlähmungen auch bei frischen Poliomyelitisfällen von Interesse. In unseren Fällen von Incontinentia urinae schien jedenfalls kein Harnträufeln, sondern eher eine automatische Blasentätigkeit vorzuliegen, wie sie bei kleinen Kindern, die noch kaum die Beherrschung der Blase erlernt haben, durch eine Läsion der von der Hirnrinde absteigenden zentrifugalen Blasenfasern leicht verständlich ist.

II. Bulbär- und Augenstörungen.

(nebst Bemerkungen über die bulbäre und Landrysche Form der Kinderlähmung).

Der autoptisch sichergestellten Tatsache, daß eine schwere frische Poliomyelitis immer mit Beteiligung bulbärer Hirngebiete einhergeht, entspricht durchaus die klinische Erfahrung; der pathologisch-anatomische Prozeß führt allerdings nur in einem Teil der Fälle zu entsprechenden Funktionsstörungen. Wir selbst haben noch an der Strümpellschen Klinik in Breslau schon früher einzelne Fälle „sporadischer" Poliomyelitis gesehen, wo neben in früher Jugend akquirierter spinaler Kinderlähmung dauernde Paresen einzelner Hirnnerven, insbesondere des Facialis und Hypoglossus, bestanden. Viel häufiger als solche dauernden gröberen

Hirnnervenlähmungen sind leichtere und flüchtige. Ihre Häufigkeit erkennt man nur dann, wenn man möglichst zahlreiche Fälle im Frühstadium zu untersuchen Gelegenheit hat. Solche Hirnnervenparesen können sich zunächst einmal in jenen meist tödlichen Fällen entwickeln, wo in Form der Landryschen Paralyse rasch aufsteigende schwere Lähmungen bald den Bulbus erreichen und durch Läsion der Atemzentren zum Tode führen. Diese Landrysche Form der Poliomyelitis gefährdet jedoch nach unseren Erfahrungen keineswegs immer das Leben. Wir haben eine ganze Anzahl sich größtenteils wiederum zurückbildender Fälle gesehen, wo nach anfänglicher mehr oder minder schwerer Beinparalyse auch die Arme in weniger stürmischer Weise, namentlich im Bereiche der Schulter, ergriffen wurden und sich dann noch einzelne flüchtige Hirnnervenparesen, wie Facialisschwäche, hinzugesellten. Wesentlich seltener als diese aufsteigende Landrysche Form der Kinderlähmung ist die absteigende dergestalt, daß zu anfänglichen schweren Bulbussymptomen, insbesondere zu Facialislähmungen, Rumpf- und Extremitätenparesen hinzutreten. Diese auf- und absteigende Landrysche Form der Heine-Medinschen Krankheit zeigt durch zahlreiche Übergänge am besten die ätiologische und symptomatologische Verwandtschaft der spinalen und bulbären Kinderlähmung. In einer ganzen Reihe von Fällen zeigt sich jedoch die bulbäre Form gewissermaßen als ein selbständiges Krankheitsbild. Die Beteiligung des Rückenmarkes kann sich dann klinisch gar nicht oder nur durch Verlust von Sehnenreflexen an den Beinen und ähnliches verraten.

Die Angabe Wickmans, daß bei der bulbären Form der Heine-Medinschen Krankheit weitaus am häufigsten der Facialis ergriffen wird, hat sich auch in Hessen-Nassau bestätigt. Wir haben eine solche Facialisparese unter 100 Fällen 13 mal gesehen.

Diese Paresen, denen Spasmen und Schmerzen im Facialisgebiet vorauseilen können, waren stets einseitig, einen einzigen Fall ausgenommen, wo bei schwerer, linksseitiger totaler Facialislähmung eine geringe rechtsseitige Parese, also die äußerst seltene Diplegia facialis, bestand. Dies stimmt gleichfalls mit den Angaben Wickmans überein, daß die Gehirnnervenaffektion in der Regel einseitig und auch bei ausnahmsweise doppelseitigem Auftreten nur äußerst selten symmetrisch ist. Bisher ist eine Diplegia facialis anscheinend nur von Medin beschrieben. In unseren Fällen war der Stirnast meist mit ergriffen; anscheinend lag hier eine pontine Lähmung vor (vgl. den Fall mit pontiner Hemiplegia alternans inferior auf Seite 136).

Die Art und Weise, wie sich diese Facialislähmungen und überhaupt die Hirnnervenparesen entwickeln, ist recht verschieden. Es kommt vor, daß pontine Facialisparesen das einzige greifbare Symptom der Heine-Medinschen Krankheit sind (Encephalitis pontis nach Oppenheim und Wickman). Sie sind allerdings ziemlich selten; sie lassen sich auch nur beim epidemischen Auftreten der Poliomyelitis und beim Fehlen von Ohrenerkrankungen im frühen Kindesalter, wo andersartige akutentzündliche Facialislähmungen ungemein selten sind, mit hinreichender Sicherheit deuten. In anderen und häufigeren Fällen setzt die bulbäre Form des Leidens, die sich gelegentlich durch ein auffallend langes, vages Prodromalstadium auszeichnet, mit einer Facialislähmung ein, der sich späterhin noch andere bulbäre und spinale Symptome hinzugesellen. Relativ häufig ist auch ein Typus dergestalt, daß zur spinalen Form der Kinderlähmung Facialislähmungen oder auch andere Hirnnervenparesen hinzutreten.

Als Beleg für die Art und Weise der Facialisbeteiligung bei der Kinderlähmung mögen folgende Eigenbeobachtungen dienen:

I. **Marie F., 3 Jahre,** Kirchhain.

In der Umgebung von Kirchhain und in Kirchhain selbst sind im letzten Winter mehrere Poliomyelitisfälle vorgekommen. Der Vater ist Bahnassistent; die Eltern waren vor und zur Zeit der Erkrankung immer gesund. Ungefähr 2 Wochen vor der Erkrankung klagte das Kind einige Tage über heftige Schmerzen in der linken Kniekehle und im linken Ärmchen.

Es erkrankte am 24. Januar ganz plötzlich mit mäßigem Fieber und Erbrechen. Erscheinungen von seiten der Atmungsorgane oder des Darmes und der Meningen wurden nicht beobachtet; auch starke Schweiße fehlten. Das Kind war 2 Tage teilnahmlos, lag immer still im Bett, zeigte aber keine besondere Hyperästhesie. Am 3. Krankheitstage wurde ärztlicherseits eine rechtsseitige Gesichtslähmung festgestellt. Das Erbrechen hielt noch einige Tage an. Veränderungen des Rumpfes und der Extremitäten sowie Seh- und Gehörstörungen wurden nicht beobachtet.

Befund: Auffallend kräftiges Kind. Innere Organe o. B. Augenbewegungen, Pupille, Augenhintergrund normal, nur häufiges Tränen.

Rechtsseitige ausgesprochene peripherische Facialislähmung. Keine Ohrkomplikationen u. dgl. Keine sonstigen Bulbärerscheinungen.

Keine Bauchmuskelparese, keine Druckempfindlichkeit der Muskulatur. An den Stellen, wo das Kind über Schmerzen klagte (linker Arm und linke Kniekehle), nichts Abnormes zu finden. Obere Extremität intakt, Sehnen- und Periostreflexe vorhanden.

Beine scheinen normal, Sehnenreflexe auslösbar, rechts etwas stärker als links, Achillessehnenreflexe schwach, Fußsohlenreflex deutlich, kein Babinski; Sensibilität nicht zu prüfen. Keine sonstigen neurologischen Störungen.

In den nächsten Wochen allmähliche Rückbildung der Facialislähmung.

II. **Johann G., 19 Monate,** Amenau.

Bisher kein Fall von Poliomyelitis in Amenau aufgetreten, es liegt jedoch in der Nähe von infizierten Orten (s. Karte von Hessen-Nassau, Tafel II). Zwei Brüder der Mutter sind an Tuberkulose gestorben, sonst ist die Familie und das Kind selbst immer gesund gewesen.

Es erkrankte am 25. September mit Fieber, Mattigkeit, Durchfällen, großer Schläfrigkeit und „inneren Krämpfen". Schwitzen und besondere Überempfindlichkeit wurden nicht bemerkt. Zugleich mit dem Fieber konnte das Kind auch nicht mehr ordentlich laufen, wackelte beim Gehen hin und her und lief breit und unsicher. Auch fiel es der Mutter auf, daß das Gesicht des Kindes seit einigen Tagen schief war.

Untersuchung am 1. Oktober: Innere Organe, Augen o. B. Periphe- rische, anscheinend pontine Facialislähmung.

Obere und untere Extremität scheinen jetzt intakt, Achillessehnenreflexe jedoch nicht deutlich auslösbar. Die übrigen Reflexe und Sensibilität normal. — Keine sonstigen neurologischen Störungen. Keine Ohrkomplikationen.

III. **Johann M., 2 Jahre,** Limburg.

Ein Zusammenhang mit den übrigen Fällen in Limburg und Umgebung hat nicht bestanden. Krankheiten und Sterben von Tieren ist in der Gegend nicht beobachtet worden. Der Vater des Kindes arbeitet in einer Knochenmühle.

Das Kind erkrankte am 31. Oktober mit leichtem Fieber, das nur eine Nacht anhielt, mehrmaligem Erbrechen, Mattigkeit, Kopfschmerzen, Appetitlosigkeit, Verstopfung und etwas Husten. Es war sehr unruhig, schrie oft laut auf, verdrehte die Augen, wollte nicht aus dem Bett herausgenommen werden, schrie bei jeder Bewegung laut „au", jammerte besonders laut beim Abhalten und ließ jetzt Urin ins Bett, obwohl es sich früher schon gemeldet hatte. Es bestanden auch starke Schmerzen beim Wasserlassen und außerdem starke Schweiße. Schon vor Krankheitsbeginn klagte das Kind über Müdigkeit, wollte getragen werden und bewegte in den nächsten Tagen das rechte Bein nicht mehr.

Untersuchung am 14. November: Innere Organe, Augen o. B. Rechtsseitige periphere Facialisparese. Keine Ohrkomplikationen. Keine Nacken- und Rückensteifigkeit.

Arme scheinen intakt. Leib etwas weich und aufgetrieben. Tonus der Muskulatur leidlich, Bauchdeckenreflexe lebhaft.

Parese des rechten Beines. Das Kind schleppt beim Gehen das rechte Bein nach. Linkes Bein scheint intakt. Tonus ist beiderseits leidlich, Sehnenreflexe links schwach, rechts erloschen. Fußsohlenreflexe beiderseits vorhanden. Keine Sensibilitätsstörungen.

IV. **Willi H., 3 Jahre,** Holzheim bei Diez.

In dem Hause, in dem das Kind wohnt, ist eine Gastwirtschaft. Das Kind war früher immer ganz gesund, hatte nur vor einem Jahr Masern und Keuchhusten.

Es erkrankte am 10. Oktober mit Fieber, Müdigkeit, Schwere in den Gliedern, Erbrechen und Kopfschmerzen. Das Kind war dann 4 Tage fieberfrei und hatte am 15. Oktober wieder mäßiges Fieber, klagte außerdem über Leibschmerzen (nach Darreichung von Kalomel trat Durchfall ein). Das Kind schlief sehr viel und wachte kaum noch am Tage einmal auf. In der Nacht gingen oft Zuckungen durch den ganzen Körper. Das Kind war sehr empfindlich beim Anfassen und Aufsetzen, schrie laut, wenn es aus dem Bett genommen wurde, und hatte anscheinend große Schmerzen beim Wasserlassen: „halte mich fest, halt mich doch". Sehr starkes Schwitzen, besonders am Hinterkopf. Ferner fiel es der Mutter auf, daß das Gesicht des Kindes schief war, und es sich nicht mehr allein aufrichten noch sitzen konnte.

Untersuchung am 8. November: Deutliche linksseitige Facialisparese (Anhaltspunkte für Ohreiterung fehlten); auch rechts Andeutung von Facialisparese.

Augen- und übrige Hirnnerven normal. Herz und Lunge gesund.

In den Armen und Beinen besteht keine gröbere Lähmung, jedoch eine auffallende Hypotonie der Muskulatur. Sehnenreflexe an den Armen vorhanden. Der Patellarsehnenreflex ist links noch deutlich, fehlt rechts; Fußsohlen- und Cremasterreflexe vorhanden. Sensibilität scheint überall intakt. Die Wirbelsäule ist nicht druckempfindlich, der Leib auffallend weich. Die Mutter gibt an, daß das Kind vorher wochenlang an starkem Schnupfen gelitten hätte, der seit Auftreten der Gliederschmerzen vollständig verschwunden sei.

Im Rachenausstrich hauptsächlich Staphylococcus albus und spärlich Pneumokokken.

Nach Heimann sollen Fälle mit solchen Bulbärsymptomen eine sehr ungünstige Prognose haben. Dies ist nach unseren Erfahrungen nicht ganz zutreffend. Es besteht allerdings bei jeder stärkeren Beteiligung des Bulbus eine gewisse Lebensgefahr. Trotzdem fanden sich unter unseren 13 Eigenbeobachtungen mit Facialisparesen nur 3 Todesfälle.

Die Prognose der Facialisparesen ist nach Ablauf des Stadium febrile eine relativ gute. Vielfach geht die Parese rasch und spurlos zurück. Im Verein mit ihrer häufigen Unvollständigkeit führt dies leicht zur Unterschätzung der Mitbeteiligung der Gehirnnerven am Krankheitsprozeß, besonders in scheinbar sporadischen Fällen. Gerade hier sieht man die Patienten meist erst längere Zeit nach Ablauf des febrilen Stadiums.

Ein- oder doppelseitige Hypoglossusparesen, die sich nach Wickman nicht selten mit den Facialislähmungen vergesellschaften, haben wir mit genügender Sicherheit niemals feststellen können. Möglicherweise sind sie uns infolge ihres anscheinend gleichfalls flüchtigen Charakters, infolge der Geringfügigkeit der Störungen bei nur einseitiger und unvollständiger Ausprägung und vor allem infolge der Schwierigkeit ihres Nachweises bei ganz kleinen, schwerkranken, ungebärdigen Kindern manchmal entgangen. Trotz alledem muß die Hypoglossusparese wesentlich seltener als diejenige des Facialis sein.

Lähmungen der äußeren Augenmuskeln waren keineswegs häufig. Wir haben nur 3mal einseitige Abducensparesen gesehen und keine sicheren Oculomotoriuslähmungen. Wickman scheint also im Recht zu sein, wenn er Paresen des III. Hirnnerven für seltener hält als diejenigen der VI.

Auch die von Wickman erwähnte mehr oder minder vollständige Ophthalmoplegie eines Auges kommt jedenfalls nur ausnahmsweise vor, ebenso wie die isolierte schwere Ptosis. Andererseits haben wir in 2 Fällen ausgesprochenen Nystagmus im Krankheitsbeginn gesehen. In dem einen Fall handelte es sich um eine tödliche bulbäre Form mit gleichzeitiger Facialislähmung; in beiden seitlichen Endstellungen kam es während der poliklinischen Beobachtung zu groben nystagmusartigen Zuckungen. In der anderen Eigenbeobachtung trat merkwürdigerweise noch vor Entwicklung der schweren spinalen Lähmungen neben klonischen Spasmen im Gesicht für mehrere Tage ein fortwährendes grobes Zittern der Augäpfel ein. Nach der Beschreibung der Eltern und des Hausarztes „wackelten" die Augen in den ersten Krankheitstagen ständig hin und her. Als wir nach einigen Tagen das Kind untersuchten, war das Phänomen verschwunden. Es fiel jedoch noch auf, daß nystagmusartige Zuckungen in den Endstellungen vorhanden waren, aber auffälligerweise nur einseitig, und zwar linksseitig.

Die Entwicklung einer erheblichen Pupillendifferenz haben wir in 2 Fällen beobachtet, doch leider durch den Cocain- und Atropinversuch nicht festgestellt, ob hier eine Sympathicus- oder Oculomotoriusläsion vorlag. Während Charles Lundberg nach Wickman in einer auffallend großen Zahl von Fällen solche Pupillendifferenzen gefunden hat, sind dieselben auch nach Wickman relativ selten. Bei der Lage des Centrum ciliospinale in der grauen Substanz des unteren Hals- und oberen Brustmarks, und bei der gar nicht seltenen Beteiligung dieser Rückenmarksabschnitte am Krankheitsprozeß müßte man eigentlich eine größere Häufigkeit sympathischer Pupillenstörungen erwarten.

Störungen der Licht- und Konvergenzreaktion fehlten in allen von uns selbst untersuchten Fällen; 3mal jedoch wurde vom Hausarzte berichtet, daß die Licht- und Konvergenzreaktion „träge" war. Von sonstigen Augenstörungen sind nur noch erwähnenswert das „Augenverdrehen", das frühzeitige, doppelseitige Verschwinden des Lidreflexes infolge einer gleichzeitigen Trigeminusläsion, die Entwicklung einer einseitigen Keratitis e lagophthalmo — auch infolge der gleichzeitigen Facialisparese — in einem tödlichen Fall von bulbärer Kinderlähmung, sowie das gelegentliche fortwährende Augenzwinkern. Der Augenhintergrund verhielt sich in allen unseren Fällen (wir haben über 50 z. T. wiederholt selbst untersucht) völlig normal. Ein positiver Augenspiegelbefund im Sinne einer Neuritis optica oder gar einer Stauungspapille, wie wir sie bei echten Meningitiden sehen, spricht fast mit Sicherheit gegen Heine-Medinsche Krankheit. Fälle mit positivem Augenspiegelbefund bei spinaler Kinderlähmung sind jedenfalls äußerst selten beschrieben und dabei nicht einmal eindeutig. Die Möglichkeit entzündlicher Prozesse am Sehnerven ist allerdings gegeben, zumal Wickman eine nicht unerhebliche kleinzellige Piainfiltration an der unteren Fläche der Sehnervenkreuzung beschrieben hat. Über genauere Untersuchungen des Nervus opticus in frischen Sektionsfällen von Kinderlähmung fehlen bisher leider ausreichende Literaturangaben.

Eine schwere Schlingstörung wurde nur zweimal und zwar in tödlichen Fällen der Poliomyelitis sichergestellt. Eine gewisse Neigung zum Verschlucken mit einer Erschwerung des Saugens haben wir jedoch öfters beobachtet. Als ganz ungewöhnlich bezeichnet Wickman einseitige Gaumensegellähmungen bei frischer Poliomyelitis. Wir verfügen gleichfalls über einen einschlägigen Fall.

Eine 25jährige Frau, die wir 6 Tage nach Beginn des Leidens untersuchten, erkrankte neben Kopfschmerzen, Mattigkeit, Drehschwindel u. dgl. an mehrtägigen Schmerzen beim Schlucken; am Abend des 2. Krankheitstages trat eine rasch einsetzende, schlaffe totale Lähmung beider Arme und gleichzeitig eine typische Gaumensegellähmung der linken Seite ein. Das sehr frühzeitige

Einsetzen der Gaumensegellähmung nach dem Krankheitsbeginn, die gleichzeitige typische Vorderhornlähmung der Arme, sowie der Nachweis eines Poliomyelitisherdes im gleichen Dorfe sichern hier wohl vor der sonst immerhin möglichen Verwechslung mit Diphtherie. Die Krankengeschichte ist kurz folgende:

Katarina Pf., 25 Jahre, Wahlen bei Neustadt.

In der Familie niemals Nervenkrankheiten. Die Pat. war früher niemals ernstlich krank; nur bei dem letzten Partus im vorigen Jahre „große Schwäche". Im selben Dorfe sind 2 Kinder an Kinderlähmung erkrankt, mit denen aber die Pat. niemals direkt in Berührung gekommen ist, und die auch nicht benachbart wohnen.

Die Pat. erkrankte am 29. September mit leichtem Schüttelfrost ohne wesentliches Fieber, Erbrechen, Kopfschmerzen und Mattigkeit. Sie schlief schlecht und hatte wirre Träume, das Bewußtsein war jedoch niemals getrübt. Einige Tage bestand Drehschwindel und heftige Kopfschmerzen in der Gegend des Scheitels und des Hinterkopfes. Die Pat. klagte auch über Ohrensausen und 4 Tage lang über Halsschmerzen beim Schlucken; Husten und Heiserkeit fehlten. In den ersten Krankheitstagen bestand starke Verstopfung.

Am Abend des 2. Krankheitstages trat plötzlich eine völlige Lähmung im rechten Arm, am 3. Tage auch im linken auf. Die Sprache war verändert, es bestand Neigung zum Verschlucken.

Untersuchung am 5. Oktober (Resümee): Innere Organe gesund, rechtsseitige Gaumensegellähmung. Die Uvula verzogen, die Sprache von ausgesprochen nasalem Charakter. Augenbewegungen, Augenhintergrund, Nase, Ohren, Facialis, Hypoglossus und Larynx zeigten nichts Abnormes.

Schwere schlaffe totale beiderseitige Armparese l > r. An den Schultern am stärksten ausgeprägt. Nur ganz schwache Bewegung im rechten Ellbogengelenk und kraftlose Volar- und Dorsalflexion der Hand, r > l. Grobe Sensibilitätsstörungen an den oberen Extremitäten waren nicht nachzuweisen; es bestand aber eine manschettenförmig am Oberarm sich abgrenzende „dumpfe Empfindung", namentlich für Schmerz und Temperatur, an den Armen.

Die untere Extremität sowie die Rumpfmuskulatur war vollständig intakt. Blasen- und Mastdarmstörungen fehlten. Am 4. Krankheitstage trat eine deutliche Rötung und Schwellung am rechten Auge auf. Das Allgemeinbefinden besserte sich allmählich, und die Lähmung in den Armen begann gleichfalls sich zurückzubilden.

Sprachstörungen sind gar nicht selten; meist sind sie allerdings durch Paresen der Atem- und nicht der Sprachmuskulatur an sich bedingt. Allerdings wurde gelegentlich von der Mutter trotz noch guter Atemtätigkeit berichtet, daß das Kind auffallend „schlecht", „schwerfällig", „verändert" und abnorm „langsam" spräche, und „daß die Stimme versagte". Auch ein einfaches „Verlernen" der kaum erworbenen Sprache scheint bei kleinen Kindern im Gefolge der Poliomyelitis vorzukommen. In weiteren Fällen wurde beobachtet, daß Kinder, die im Krankheitsbeginn noch laut schrien, späterhin nicht mehr schreien konnten und die Stimme verloren hatten; sie konnten nur noch wimmern. Die genaueren Einzelheiten eines einschlägigen Falles sind folgende:

Helene Sch., 1½ Jahr, Cölbe bei Marburg.

Die Eltern und Geschwister sowie das Kind selbst waren vorher immer gesund gewesen. In dem benachbarten Marburg jedoch Fälle von Kinderlähmung.

Das Kind erkrankte vor etwa 6 Wochen (5. oder 6. Oktober) mit mäßigem Fieber, das nach 2 Tagen sehr hoch wurde („es brannte"). Außerdem große Mattigkeit, Appetitlosigkeit, Gliederschmerzen, etwas Husten und Verstopfung. Der Rücken und Nacken wurde steif gehalten. Der Kopf war in die Kissen gebohrt; das Kind war nachts außerordentlich unruhig und schwitzte stark. Es schrie sehr laut beim Anfassen, ließ sich nicht aus dem Bett heben, noch abhalten. Gleichzeitig mit dem Fieber war eine starke „Mundfäule" mit Speichelfluß aufgetreten.

Nach jener Nacht, in der plötzlich die Temperatur so hoch ging, völlige Lähmung der Arme und Beine, sowie „Schlappheit" des ganzen Rumpfes. Nach Ansicht der Mutter hatte das Kind auch die Stimme verloren; während es früher immer laut schrie, konnte es jetzt nur noch wimmern.

Untersuchung am 13. November: Keine cerebralen oder bulbären Störungen nachweisbar. Innere Organe gesund.

Doppelseitige, schwere, schlaffe Arm- und Beinparese mit Verlust sämtlicher Sehnenreflexe. Die Beine fühlen sich kalt an.

Der Leib ist weich, die Bauchmuskulatur spannt sich schlecht an. Keine deutliche Intercostalmuskelparese. Bauchdeckenreflexe schlecht auslösbar.

Nach 14 Tagen allmähliche Besserung. Das Kind konnte wieder schreien und husten, den linken Arm und auch die rechte Hand etwas besser bewegen. Der rechte Arm jedoch und die Beine waren noch vollständig gelähmt. Zugleich mit dem Auftreten der Lähmung verschwand die Mundfäule und der Speichelfluß. Ein miliariaartiges Exanthem, das eine Woche nach Krankheitsbeginn aufgetreten war, besteht nach ungefähr 6 Wochen noch fort.

Obwohl eine laryngoskopische Untersuchung nicht vorgenommen werden konnte, scheint es uns doch im Hinblick auf ähnliche Beobachtungen von Medin, Huet und Wickman naheliegend, diese Stimmlosigkeit auf Paresen der Atem- und Kehlkopfmuskulatur zurückzuführen. Auf die Respirationsstörungen, die meist wohl durch Paresen der Atemmuskeln, jedoch auch durch Vagusläsionen verursacht sind, ist auf S. 80 und 86 eingegangen.

An dieser Stelle ist nur noch das prognostisch anscheinend sehr ungünstige fortwährende Gähnen, das gelegentliche Ohrensausen sowie das Schlafen mit halboffenen Augen hervorzuheben.

5. Lumbalpunktion.

Die Lumbalpunktion wurde in 11 frischen Fällen teilweise noch während des fieberhaften Stadiums und bei manchen Patienten wiederholt ausgeführt. Es fand sich neben reichlich fließendem Liquor fast stets ein hoher Druck (auch noch einige Wochen nach Krankheitsbeginn). Die Flüssigkeit selbst war bei etwas erhöhtem Eiweißgehalt und deutlicher Kochsalzfällung auf Zusatz von Silbernitrat in allen Fällen vollkommen klar und sowohl mikroskopisch wie bei bakteriologischer Aussaat auf den verschiedensten Nährböden völlig steril. Der Zellgehalt des makroskopisch gar nicht sichtbaren Zentrifugats war spärlich; er bestand fast nur aus vereinzelten einkernigen, anscheinend als Lymphocyten zu deutenden Gebilden. Unsere Befunde stimmen also mit den Angaben Krauses und anderer bei der vorjährigen großen Epidemie in Deutschland durchaus überein. Sie widerlegen die frühere Behauptung ätiologischer Beziehungen der spinalen Kinderlähmung zu der echten epidemischen Genickstarre, und sie beweisen, daß es sich bei den auch neuerdings von einzelnen Autoren beschriebenen Diplokokkenbefunden im Liquor cerebrospinalis bei Heine-Medinscher Krankheit nur um Verunreinigungen oder um gelegentliche Mischinfektion handeln kann. Das Fehlen sicht- und färbbarer sowie zu kultivierender Parasiten in der Lumbalflüssigkeit unserer Fälle steht am besten im Einklang mit der nunmehr bei der Affenpoliomyelitis sichergestellten Tatsache, daß ein für unsere heutige Methodik färberisch leicht darstellbarer und auf toten Nährböden leicht züchtbarer Mikroorganismus als Erreger der epidemischen Kinderlähmung nicht in Betracht kommt. Durch Verimpfung auf Affen ist der Krankheitskeim in der Hirn-Rückenmarksflüssigkeit bisher nur ein einziges Mal nachgewiesen. Vielleicht liegt das auch daran, daß das Virus wiederum rasch aus dem Liquor verschwindet.

Cerebrale Form.

Bekanntlich hat Strümpell die Lehre begründet, daß es eine mit der spinalen Kinderlähmung ätiologisch verwandte oder gar identische cerebrale Form gibt, die unter gleichen fieberhaften Allgemeinerscheinungen sich akut entwickelt und von der gewöhnlichen Poliomyelitis sich nur durch die verschiedene Örtlichkeit der Entzündungsherde unterscheidet. Strümpell nimmt als anatomische Grundlage solcher Fälle eine akute nicht eiterige Encephalitis an, die in den meisten Fällen vorzugsweise, wenn auch nicht ausschließlich, die motorischen Rindengebiete (Poliencephalitis) oder zuweilen auch die Gegend der Zentralganglien betrifft.

Wickman erörtert ausführlich die pathologisch-anatomischen und klinischen Tatsachen, die für diese Lehre sprechen. Es steht fest, daß in frischen tödlichen Fällen von Poliomyelitis, wie schon die klinischen Befunde (Benommenheit, Krämpfe, Kopfweh) erwarten lassen, bei genauerer Untersuchung regelmäßig auch Veränderungen im Gehirn gefunden werden. Nach Harbitz und Scheel setzt sich die kleinzellige Infiltration der weichen Hirnrückenmarkshaut über Brücke und Hirnschenkel nach vorn an die Hirnbasis fort und erstreckt sich speziell nach außen in die Fossae Sylvii mit ihren zahlreichen Sulci. Kleine oberflächliche Entzündungsherde fanden sich gleichzeitig in der Großhirnsubstanz. In einer Reihe von Fällen erstreckte sich die infiltrierende Entzündung der Pia auch über die Hemisphären und in Verbindung damit wurden oft Zellinfiltrate in der Oberfläche der Hirnsubstanz gefunden, (am häufigsten in den Gyri centrales und frontales). Fast regelmäßig zeigten sich ferner Rundzellenherde in den Stammganglien, in der inneren Kapsel und im Centrum semiovale. Auch in unsern Sektionsfällen wurden ähnliche Gehirnveränderungen festgestellt. Dieser Nachweis einer disseminierten Encephalitis ist unzweifelhaft ein wichtiger pathologisch-anatomischer Beweis für die Anschauung, daß durch vorherrschendes Befallensein des Großhirns in einzelnen Fällen von Heine-Medinscher Krankheit auch eine cerebrale Kinderlähmung entstehen mag. Das pathologisch-anatomische Bild läßt jedoch unseres Ermessens deshalb, weil diese Beteiligung des Gehirns in Sektionsfällen von Heine-Medinscher

Krankheit trotz quantitativer und örtlicher Verschiedenheiten stets ein doppelseitiges zu sein scheint, nicht derartig typische spastische Hemiplegien erwarten, wie sie für die cerebrale Kinderlähmung auf der Grundlage einer akuten Encephalitis als charakteristisch gelten. Der klinische Grund für die Annahme eines ätiologischen Zusammenhanges der spinalen Kinderlähmung und der akuten, zur cerebralen führenden, nicht eitrigen Encephalitis ist nach Wickman ein doppelter. Beim epidemischen Auftreten der Heine-Medinschen Krankheit können bei verschiedenen Patienten bald schlaffe, bald spastische Lähmungen auftreten; außerdem sollen sich als Ausdruck gleichzeitiger poliomyelitischer und encephalitischer Herde bei demselben Kranken schlaffe und spastische Paresen finden. Wickman selbst hat allerdings trotz seiner reichen Erfahrungen bei der schwedischen Epidemie keinen einzigen Fall einer spastischen Hemiplegie selbst beobachtet. Er erklärt die große Seltenheit des cerebralen Typus durch die Annahme einer lymphogenen weiteren Ausbreitung des Leidens im Zentralnervensystem. Die Veränderungen entwickeln sich nach ihm zuerst im Lumbosakralmark, pflanzen sich dann nach oben fort, und weil sie vor dem Gehirn erst den Bulbus erreichen müssen, so wird nach Wickman in solchen Fällen, wo das Gehirn stärker mitaffiziert ist, das Leben bedroht.

Nach unseren Erfahrungen in Hessen-Nassau gibt es zweifellos eine Verlaufsform der Heine-Medinschen Krankheit, die man als cerebrale Kinderlähmung bezeichnen kann. Sie ist aber sehr selten.

Gegen die Annahme einer ätiologisch gleichen und nur durch Besonderheiten der Lokalisation verschiedenen cerebralen Kinderlähmung durch vorherrschende Erkrankung motorischer Rindengebiete bestehen nach unserer Meinung gewichtige experimentelle, pathologisch-anatomische und klinische Gründe. In ihrer Gesamtheit beweisen sie unseres Ermessens, daß die ätiologisch gleiche „cerebrale" Kinderlähmung kaum eine durch vorherrschende Erkrankung motorischer Rindengebiete charakterisierter pathologisch-anatomischer Typus ist.

Bei der experimentellen Affenpoliomyelitis kommt es trotz intracerebraler und subduraler Impfung nicht etwa zu cerebraler und cortical bedingter Lähmung, sondern zu spinaler Paralyse und anfänglicher Beteiligung des Lumbosakralmarkes.

In keinem einzigen Fall von reiner experimenteller Affenpoliomyelitis trat bisher eine cerebrale Lähmung auf, obwohl sie nach der Art der Impfung zu erwarten wäre. Nur bei Komplikationen, z. B. mit Impfabscessen, kommt dieses Bild zustande. Diese experimentellen Ergebnisse widersprechen der Auffassung Wickmans, daß nur die lymphogene Weiterverbreitung des Virus vom Lumbosakralmark aus die große Seltenheit der cerebralen Form erklärt. Man müßte annehmen, daß bei intracerebraler und subduraler Verimpfung von infiziertem Zentralnervensystem meist oder wenigstens gelegentlich cerebrale Lähmungstypen entstehen. Sie zwingen im Gegenteil zu der Annahme, daß gerade das Rückenmark, und zwar vornehmlich sein lumbaler Abschnitt, für das Virus und seine Schädigung einen ganz besonders günstigen Boden abgibt, während sich die motorischen Rindengebiete eher refraktär erweisen.

Auch die pathologisch-anatomische Begründung einer auf Poliencephalitis der Zentralwindungen beruhenden Form der Kinderlähmung scheint uns bisher unzureichend. Es finden sich zweifellos Herde in diesen Rindengebieten, aber die corticale Erkrankung geht bei der Heine-Medinschen Krankheit nach den bisherigen Berichten stets mit stärkeren und sogar vorherrschenden Herden in noch anderen Teilen des Großhirns einher, und auch diese stets doppelseitige, wenn auch gelegentlich einseitig stärkere, disseminierte Encephalitis ist nur die Teilerscheinung einer viel ausgebreiteteren Erkrankung des Zentralnervensystems. Es waren vor allem regelmäßig auch bulbäre Gebiete ergriffen. Wir wissen zudem, daß neben der Poliomyelitis des Rückenmarks auch eine Leukomyelitis besteht, die derartige Grade erreichen kann, daß sich ausgesprochene Seitenstrangsymptome entwickeln. Schon der pathologisch-anatomische Prozeß legt also den Gedanken nahe, daß die Entwicklung spastischer Paresen bei der Heine-Medinschen Krankheit kaum jemals auf einer überwiegenden Erkrankung motorischer Rindengebiete als auf einer disseminierten Encephalomyelitis beruht mit Schädigungen der Pyramidenbahn, und zwar vorwiegend in ihren bulbospinalen Abschnitten.

Damit stimmen unsere klinischen Erfahrungen durchaus überein. Nur in 4 Fällen kam es zu spastischen Lähmungen. In keinem einzigen aber lagen zwingende Gründe vor für die Auffassung, die hypertonischen und mit Reflexsteigerungen einhergehenden Paresen durch eine Poliencephalitis des Großhirns zu erklären. Bei einem 17 Monate alten Kinde entwickelte sich ganz akut eine spastische Hemiparese im Anschluß an die fieberhaften Vorläufererscheinungen der Heine-Medinschen Krankheit. Diese spastische Hemiparese beruhte jedoch zweifellos auf einer Läsion der Pyramidenbahn im Brückenabschnitt; gleichzeitig mit ihr hatte sich nämlich eine gekreuzte peripherische Facialislähmung entwickelt, also die für die Brückenläsion typische Hemiplegia alternans inf. In 2 weiteren Fällen kam es zu Kombinationen von spastischen und schlaffen Lähmungen, in dem ersten zu einer schlaffen Lähmung der einen und zu einer spastischen Lähmung der anderen unteren Extremität und in dem zweiten zu einer hypotonischen Beinparese mit gleichzeitiger hypertonischer Armaffektion.

Die pathologisch-anatomischen und klinischen Befunde von Seitenstrangaffektionen bei der Heine-Medinschen Krankheit sprechen eher für die Annahme ursächlich bedeutsamer Pyramidenbahnschädigungen im bulbospinalen Abschnitt als für eine Erklärung durch gleichzeitige herdförmige Erkrankung des Großhirns, insbesondere von Rindengebieten. Die Kombination schlaffer und spastischer Paresen bei ein und demselben Individuum beweist an sich nicht das geringste für gleichzeitige myelitische und encephalitische Herde. Spastische Paresen können sich eben bei Läsionen in jedem Abschnitte „des zentralen motorischen Neurons“ entwickeln. Den Anforderungen an eine pathologisch-anatomisch begründete cerebrale Form der Heine-Medinschen Krankheit durch vorherrschende disseminierte Encephalitis entspricht nur ein einziger Fall unserer Kasuistik (vgl. Fall IV, Seite 50):

Ein $1^1/_2$ jähriger Knabe erkrankte gleichzeitig mit seiner Zwillingsschwester vorübergehend an Durchfällen. Während das Schwesterchen wiederum gesundete, entwickelte sich unter hohem Fieber bei dem Knaben eine rechtsseitige spastische Parese der Extremitäten. Sie muß wohl als cerebrale gedeutet werden, weil gleichzeitig der rechte Mundfacialis mit befallen war. Als pathologisch-anatomische Grundlage kann also eine vorherrschende disseminierte Encephalitis angesehen werden. Der Tatsache, daß die krankhaften Veränderungen des Großhirns bei der Kinderlähmung stets doppelseitig sind, trägt dieser Fall Rechnung: Wenige Tage später trat zu der rechtsseitigen auch eine linksseitige spastische Parese. Auch bei einem 3jährigen Knaben, bei dem Förster eine Lokalisation des Krankheitsprozesses im Großhirn für wahrscheinlich hielt, bestand anfänglich eine doppelseitige Beinparese und nach rascher Besserung im rechten Bein noch späterhin beiderseits Babinski nebst Fußklonus. Demgemäß nimmt Förster als anatomische Grundlage einen encephalitischen Herd in der Beinregion beiderseits unmittelbar unterhalb der Rinde an. Ein Fall von einigermaßen typischer cerebraler Hemiplegie auf der anatomischen Grundlage von Poliencephalitis einer Hemisphäre findet sich überhaupt in den bisherigen Berichten über die letzte große deutsche Epidemie nicht beschrieben. Auch Krause berichtete nur ganz kurz, daß er einmal alle Symptome einer Encephalitis mit 12tägigem Fieber beobachtete.

Abortive Fälle.

Von prinzipieller Bedeutung (namentlich für die epidemiologische Forschung) ist die auch nach unseren Erfahrungen gesicherte Tatsache, daß in sehr zahlreichen Fällen jener spezifischen Infektionskrankheit, die zur Kinderlähmung führt, deutliche Paresen überhaupt ausbleiben. Recht häufig kommt es nur zu leichten motorischen Schwächezuständen, zu Hypotonien in dieser oder jener Extremität ohne gröbere Paresen oder zum vorübergehenden Verlust der Sehnenreflexe. Die Krankheit kann sich gewissermaßen sogar im „Stadium febrile" erschöpfen. Es bestehen dann nur unbestimmte Allgemeinerscheinungen oder die geschilderten Lokalsymptome von seiten der Atmungs- und Verdauungsorgane, sowie der Meningen. Alle diese vielfarbigen abortiven Fälle sind für die Weiterverbreitung des Leidens wohl viel gefährlicher als die ausgeprägte Poliomyelitis. Ihr Vorkommen läßt sich zwar klinisch beweisen, ihre Häufigkeit aber ist bei dem jetzigen Stand unserer Kenntnisse gar nicht abzuschätzen. Wir haben aber mehr und mehr den Eindruck gewonnen, daß die meisten Fälle von Heine-Medinscher Krankheit ohne gröbere, nervöse Ausfallserscheinungen verlaufen und wir glauben fast, daß die ausgesprochene Prädilektion des frühen Kindesalters für die spinalen und bulbären Lähmungen nicht nur auf einer größeren Empfänglichkeit für das Virus an sich, sondern vielleicht auch auf einer besonderen

Neigung zur Entwicklung der nervösen Ausfallserscheinungen beruht. Selbst Erwachsene scheinen unseres Ermessens häufig an Heine-Medinscher Krankheit zu leiden, aber an larvierten und ganz abortiven Formen. Es kommt bei ihnen nur selten zum Stadium der Lähmung, weil in der Regel die anatomische Beteiligung des Zentralnervensystems nur ganz geringfügig ist oder sogar ganz ausbleibt. Hand in Hand damit kann eine schon frühzeitig erworbene echte Immunität das relative Verschontsein der Erwachsenen erklären, in ähnlicher Weise, wie wir dies von den Masern kennen. Wir verdanken der Untersuchung Römers und anderer den experimentellen Nachweis, daß nach Verimpfung des Virus auf Affen eine Immunität gegen eine spätere Infektion sich entwickelt, und zwar nicht nur nach schweren Lähmungen der Tiere, sondern auch nach abortiven Erkrankungsformen. Wenn wir dies auf den Menschen übertragen, und wenn unsere klinische Hypothese zu Recht besteht, daß diese larvierten und rudimentären Formen an Zahl die klassischen weit übertreffen, so ist die Auffassung, daß die Widerstandsfähigkeit der Erwachsenen z. T. auch eine Folge erworbener Immunität sein kann, zweifellos richtig. Wir sind also geneigt, zur Erklärung des relativen Verschontseins schon des 2. Dezenniums und vor allem der Erwachsenen auch die Neigung, nur an larvierten und rudimentären Formen zu erkranken und die etwa schon früher erworbene Immunität heranzuziehen. Warum allerdings bei der Infektion mit dem Virus der Heine-Medinschen Krankheit gerade das Nervensystem des frühen Kindesalters eine besondere Vulnerabilität besitzt, bleibt unklar. Man kann auch die Frage aufwerfen, ob diese Neigung der Heine-Medinschen Krankheit beim Erwachsenen, sich in den bekannten Vorläufererscheinungen zu erschöpfen, oder nur, wie bei echten Bacillenträgern, zu leichteren subjektiv kaum bemerkbaren Veränderungen zu führen, nur die Folge einer relativen Immunität ist. Die spätere und 2. Infektion könnte dann gewissermaßen den rudimentären Charakter bedingen.

Zur Beweisführung müssen wir auf den Bericht Wickmans über die große schwedische Epidemie im Jahre 1905 zurückgreifen. Diese Epidemie lehrte „zur vollen Evidenz, daß außerordentlich häufig neben typischen Fällen von spinaler Kinderlähmung Erkrankungen auftraten, die nur das Bild einer allgemeinen Infektion zeigten und als abortive Formen aufgefaßt werden mußten". Die

Kenntnis dieser abortiven Formen sowie ihr geradezu regelmäßiges Auftreten und ihre enorme Bedeutung in epidemiologischer Beziehung gehört zu den wichtigsten Forschungsergebnissen dieses Gelehrten.

Schon der Vergleich mit anderen Infektionskrankheiten läßt das Vorkommen solcher Formen erwarten. Wir kennen z. B. auch beim Typhus ambulatorische Fälle und beim Scharlach derart rudimentäre Formen, daß sie nur aus einer späteren Abschuppung oder der Nephritis zu diagnostizieren sind. Für das Vorkommen abortiver Fälle bei der Poliomyelitis haben wir zwar zunächst keine ätiologischen und pathologisch-anatomischen, jedoch gewichtige klinische Gründe. Einen Anhaltspunkt dafür gibt schon das gelegentliche Rezidivieren der Initialerscheinungen bis zur Entwicklung der Lähmungen. Das deutet darauf hin, daß weitere Schübe auch einmal ausbleiben können. Der vollgültige klinische Beweis wird aber dadurch geführt, daß in ein und derselben Familie gleiche Initialerscheinungen der Heine-Medinschen Krankheit mit und ohne nachfolgende Lähmungen zur Beobachtung kommen. Auch wir haben wiederholt beobachtet, daß mehrere Kinder einer Familie gleichzeitig an Magen-Darmstörungen erkrankten. Wir haben z. B. gesehen, daß in ein und derselben Familie gleichzeitig 3 Kinder an jener „Gastroenteritis" litten, mit denen die Heine-Medinsche Krankheit nicht selten beginnt. Nur das eine Kind bekam eine typische Lähmung, das zweite nur Verlust der Sehnenreflexe an den Beinen und das dritte blieb überhaupt von erkennbaren spinalen Störungen frei. Sicherlich lag wohl bei allen 3 Kindern eine gleichzeitige gemeinsame Infektion mit dem Virus der Heine-Medinschen Krankheit vor. Nur bei dem ersten Kinde kam es zur Poliomyelitis, bei dem zweiten zu einer rudimentären und bei dem dritten zu einer ganz rein larvierten Form. Das Ausbleiben nervöser Störungen spricht natürlich keineswegs, wie Wickman richtig sagt, gegen das Fehlen pathologisch-anatomischer Veränderungen im Zentralnervensystem. Die letzteren können aber derartig geringfügig sein, daß sie ohne erkennbare Funktionsstörung verlaufen. Es besteht überhaupt bei der Kinderlähmung kein starrer Parallelismus zwischen dem klinischen und dem pathologisch-anatomischen Bilde. Es kommen schwere, akutentzündliche interstitielle Veränderungen vor ohne topisch entsprechende grobe klinische Ausfallserscheinungen. Für das ebenerwähnte, gleichzeitige Vorkommen von abortiven neben typischen Fällen haben wir eine Reihe kasuistischer Belege. Meist handelt es sich um gleiche initiale Zustandsbilder, entweder um gleichzeitige gastrointestinale Störungen oder gleichzeitige Angina und Bronchitis; die nachfolgenden Lähmungen können allerdings trotz gleicher Vorläufererscheinungen recht verschieden sein. Dies zwingt zum Schluß, daß es bei gleichzeitiger Infektion mehrerer Geschwister mit dem Virus der Heine-Medinschen Krankheit in der Regel zum gleichen Typus der Initialerscheinungen kommt, sei es, daß dieselben zu nachfolgenden Lähmungen führen oder nicht. Wir haben nur einmal gesehen, daß unter 2 Geschwistern das eine zunächst an Bronchitis, das andere hingegen abortiv mit Gastroenteritis erkrankte.

Es wird also bei der Weiterverbreitung des Virus von einem bestimmten Herde aus mit Vorliebe der Typus der Initialerscheinungen beibehalten, ein Befund, der die gesicherte Tatsache, daß auch die Poliomyelitis nach Epidemie und Örtlichkeit ihren Charakter gerade hinsichtlich des Stadiums der Allgemeinerscheinungen wechselt, unserem Verständnisse näherrückt. So kommt es wohl auch, daß innerhalb einer Epidemie an diesem oder jenem Orte mit Vorliebe bestimmte Typen auftreten. In Hessen-Nassau war dies ganz ausgesprochen. Wenn auch nur in der Minderzahl der Fälle gastrointestinale Störungen das Zustandsbild beherrschten, so verteilten sich dieselben nicht etwa gleichmäßig auf die einzelnen Herde; im Gegenteil, in einzelnen Orten war das initiale Zustandsbild, wie z. B. in Weidenhausen, fast ausschließlich durch anfängliche Störungen von seiten der Respirationsorgane beherrscht. In anderen Orten wiederum waren es fast nur gastrointestinale Symptome. Ja, diese Gleichartigkeit im klinischen Typus der Initialerscheinungen desselben Herdes geht so weit, daß unter den gastrointestinalen Störungen in einem Herde nur Erbrechen, in dem anderen Verstopfung und im dritten die Durchfälle vorherrschten.

Auf dem Rittergute Rangen und dem benachbarten Zierenberg erkrankten in der Zeit vom 22. Oktober bis 22. November 6 Kinder an Poliomyelitis. Zwischen Zierenberg und dem Rittergut herrscht ein recht lebhafter Verkehr, der die Weiterverbreitung des Leidens begünstigte. In allen Fällen bestand im Initial-

stadium hartnäckige Verstopfung. Auf diese Gleichartigkeit der Allgemeinerscheinungen hat uns schon der behandelnde Arzt, dem wir folgende Notizen verdanken, aufmerksam gemacht.

Diese Fälle sind in der Zeit vom 22. Oktober bis 22. November 1909 in Rangen und Zierenberg, die 3½ km voneinander entfernt liegen und einen lebhaften ständigen Wagenverkehr miteinander haben, beobachtet worden. Sämtliche Familien der erkrankten Kinder sagen aus, daß sie zu dieser Zeit weder verreist waren, noch Besuch aus infizierten Gegenden hatten. Sie geben jedoch zu, daß ihre erkrankten Kinder oft miteinander gespielt haben; ferner ist noch bemerkenswert, daß Kind Sch. und Kind J. in Rangen in Nachbarhäusern und Kind O. und Kind J. in Zierenberg in derselben Straße wohnen.

In beiden Orten ist niemals eine lähmungsartige Krankheit oder gehäuftes Sterben bei Tieren in letzter Zeit beobachtet worden.

I. **Marta J., 2 Jahre,** Rangen. Schriftlicher Bericht von Dr. Schmidt aus Zierenberg.

Das Kind erkrankte am 22. Oktober mit Fieber (38,6—38,9), Appetitlosigkeit, weinerlichem Wesen, starker Unruhe in der Nacht, belegter Zunge und ausgesprochener Verstopfung. Nackensteifigkeit oder Krämpfe wurden nicht beobachtet. Anfassen und Bewegen der Beine schienen sehr schmerzhaft; es bestand nur sehr geringer Harndrang.

Am 1. Krankheitstage trat plötzlich eine Lähmung des rechten Beines ein.

Untersuchung (Resümee): Träge Pupillenreaktion (?), keine sonstigen Hirnnerven- oder bulbären Störungen.

Obere Extremität intakt.

Parese des rechten Beines. Herabsetzung des Muskeltonus in beiden Beinen r > l. Sehnenreflexe beiderseits erloschen; Sensibilität intakt. — Keine sonstigen neurologischen Erscheinungen.

Im Laufe eines Monats gingen sämtliche Erscheinungen zurück, (bis auf eine leichte Parese im rechten Bein).

II. **Justus S., 1⅓ Jahr,** Zierenberg. Schriftlicher Bericht von Dr. Schmidt aus Zierenberg.

Das Kind erkrankte am 31. Oktober mit hohem Fieber, Erbrechen, allgemeiner Mattigkeit, Appetitlosigkeit, belegter Zunge, hartnäckiger Verstopfung. Es hustete etwas und schwitzte außerordentlich stark. Es bestand große Schmerzhaftigkeit bei allen Bewegungen und beim Aufheben. Der Nacken wurde steif gehalten, das Kind war nachts sehr unruhig und am Tage sehr schläfrig. Harndrang war verringert.

Untersuchung (Resümee) am 2. Krankheitstage: Sehr deutlicher Herpes labialis; innere Organe, Hirnnerven o. B.

Ausgesprochene Lähmung beider Beine mit Hypotonie und Verlust der Sehnenreflexe. Leib sehr weich. Arme frei. Keine sonstigen neurologischen Störungen.

Im Laufe der nächsten Woche besserte sich die Beweglichkeit im linken Bein; das rechte Bein ist jedoch noch immer gelähmt.

III. **Hedwig Sch., 2 Jahre,** Rangen. Schriftlicher Bericht von Dr. Schmidt aus Zierenberg.

Das Kind erkrankte am 10. November mit Fieber, Kopfweh, Mattigkeit, Appetitlosigkeit, Schläfrigkeit am Tage, Unruhe in der Nacht. Außerdem bestand leichter Schweißausbruch und Verstopfung. Das Kind schien bei allen Bewegungen und beim Anfassen Schmerzen in allen Gliedern zu haben. Es lag am liebsten ganz still auf dem Rücken da.

Untersuchung (Resümee): Anscheinend rein bulbärer Fall.

Innere Organe o. B. Deutliche rechtsseitige Facialisparese mit Herabsetzung der mechanischen Erregbarkeit der Gesichtsmuskulatur. Sonstige nervöse Reiz- oder Ausfallserscheinungen von seiten der übrigen Hirnnerven oder der Extremitäten fehlten. Keine Ohrerkrankung.

Die Facialisparese geht nur langsam zurück.

IV. **Lieschen F., 2⅓ Jahre,** Rangen. Schriftlicher Bericht von Dr. Schmidt aus Zierenberg.

Das Kind erkrankte am 14. November ganz plötzlich mit Erbrechen und hohem Fieber (40), das 5 Tage anhielt, außerdem bestanden Kopfschmerzen, besonders im Hinterkopf, Steifigkeit im Rücken, Schläfrigkeit, einmal nachts große Unruhe. Die Zunge war belegt, es bestand starke Verstopfung; das Kind hustete etwas, hatte große Schmerzen beim Anfassen, schrie laut bei jeder Bewegung und lag ganz steif und still auf dem Rücken da. Auffallend starke Schweiße.

Der Arzt fand an den inneren Organen und den Hirnnerven nichts Abnormes, stellte aber am 3. Krankheitstage eine schlaffe Lähmung des rechten Armes und des linken Beines fest; der Muskeltonus des rechten Armes und beider Beine war stark herabgesetzt, l > r. Die Sehnenreflexe an den Armen noch auslösbar, an den Beinen erloschen; außerdem bestand starker Meteorismus und ein auffallend geringer Harndrang.

Nach 5 Tagen trat plötzlich unter zunehmender Atemnot — Lähmung der Atemmuskulatur — der Exitus ein.

(Keine Sektion.)

V. **X. J., 1 Jahr,** Zierenberg. Schriftlicher Bericht von Dr. Schmidt aus Zierenberg.

Das Kind erkrankte am 22. November mit mäßigem Fieber, Erbrechen, Kopfschmerzen, besonders im Hinterkopf, etwas Husten und starker Verstopfung. Es bestanden fernerhin profuse Schweiße und große Schmerzempfindlichkeit der Glieder. Das Kind war nachts sehr unruhig und tagsüber schläfrig.

Untersuchung (Resümee): Innere Organe, Augen, Hirnnerven o.B. Schlaffe Lähmung des ganzen linken Armes. Rechter Arm, untere Extremität intakt. Keinerlei sonstige nervöse Störungen.

VI. **Minchen O., 2 Jahre,** Zierenberg. Schriftlicher Bericht von Dr. Schmidt aus Zierenberg.

Erkrankte am 9. November mit Fieber, Appetitlosigkeit, Mattigkeit, sehr starker Verstopfung, Schläfrigkeit am Tage, nachts Unruhe, Nackensteifigkeit, Schmerzempfindlichkeit an den Beinen.

Befund: Spinale Form der Poliomyelitis. Die genauere Krankengeschichte auf S. 81.

Im Gegensatz zu dieser Gruppe mit initialer Verstopfung stehen andere mit vorwiegend initialen Durchfällen (s. Fälle in Münden und in Frankenau; Seite 36 und 51) und wieder andere, wo gleichfalls initiale Darmsymptome, aber bald in Form von Verstopfung, bald von Durchfällen bestanden, und endlich eine kleine Gruppe in Ihringhausen bei Kassel mit anfänglich meningitischen Erscheinungen, sowie eine Gruppe mit initialer Angina.

Beispiel.

Elisabeth v. St., $2^3/_4$ Jahre, Hannöverisch-Münden. Schriftlicher Bericht von Dr. Kühne, Münden.

In dem Orte sind niemals früher Fälle von Kinderlähmung beobachtet worden, nur in einem Nachbardorfe bestand kürzlich ein unklarer Lähmungsfall.

Das Kind erkrankte zugleich mit seiner Mutter an einer fieberhaften Angina. Der Arzt teilt uns mit, daß zu dieser Zeit ein merkwürdig gehäuftes Auftreten von Angina in Hannöverisch-Münden beobachtet wurde. Es bestand bei beiden nur leichte Temperaturerhöhung und geringer Belag auf einer Mandel. Am nächsten Morgen war die Mutter wieder fast gesund, hatte kein Fieber mehr und pflegte ihr Kind. Dieses fieberte noch weiter (38,1), war appetitlos, hatte großen Durst. Immer noch Angina mit erheblicher Schwellung und Rötung der Rachenschleimhaut. Am 2. Krankheitstage wurde von dem Arzte eine gewisse Schlaffheit des ganzen Körpers, motorische schlaffe Lähmung der Arme und Beine festgestellt. Der Tonus der gesamten Muskulatur war stark herabgesetzt, sämtliche Sehnenreflexe fehlten. Die Sensibilität war überall intakt. Am Abend des 3. Krankheitstages trat auch noch eine Lähmung der Blasen- und Mastdarmmuskulatur hinzu. Es bestand dauernd Incontinentia urinae et alvi.

Bulbäre oder Hirnnervenstörungen wurden nicht beobachtet. Das Kind war bei klarem Bewußtsein. Gegen Abend trat infolge Zwerchfellähmung und anscheinend unter Herzparalyse der Exitus ein.

Während der Erkrankung des Kindes nahm der behandelnde Arzt dessen kleines Schwesterchen samt seiner Pflegerin in sein Haus auf. 5 Tage später erkrankte das Dienstmädchen des Arztes an Angina mit nachfolgendem Absceß und einige Tage darauf auch die 20jährige Tochter des Arztes mit fieberhafter Schwellung beider Mandeln und hohem Fieber (39,7). Das Fieber ging bei der Tochter noch am selben Tage zurück. Sie klagte jedoch über heftige eigentümliche Muskelschmerzen in den Waden, im Rücken und im Kreuz. Am nächsten Tage traten auch noch heftige Schmerzen im Hinterkopf auf.

Befund nicht bekannt.

Die Beobachtungen aus Hessen-Nassau lehren also, daß bei einer Poliomyelitisepidemie innerhalb einer Provinz bestimmte Initialerscheinungen zwar vorherrschen können, daß aber die einzelnen kleineren Herde wiederum einen bestimmten Typus zeigen dergestalt, daß Gruppen von Kindern in dem einen Ort an anfänglichen Magen-Darmerscheinungen, in dem anderen an initialen Störungen der Respirationsorgane oder der Meningen erkranken. Innerhalb der einzelnen Gruppen einer Provinz zeigt sich also die gleiche Erscheinung wie in den ganzen während der letzten Epidemie befallenen Provinzen unseres Vaterlandes. In der gleichen Weise wie innerhalb unserer Provinz bei den einzelnen Gruppen bald diese bald jene Initialsymptome vorherrschten, kam es in großen Teilen Westfalens zu überwiegender Häufigkeit gastrointestinaler Störungen, in Schlesien zu Obstipation, in Hessen-Nassau zu vorherrschenden fieberhaften Allgemeinsymptomen und Erscheinungen von seiten der Respirationsorgane. In anderen Epidemien dominiert wieder ein meningitischer Typus; kurzum bei der Weiterverbreitung von einem bestimmten Herde aus trotz der Vielgestaltigkeit der späteren Lähmungsformen die vorherrschende Übertragung gleicher initialer Zustandsbilder. Ob diese Unterschiede durch Variabilitäten des Virus oder durch Besonderheiten der Mischinfektion sowie der Disposition des befallenen Individuums oder endlich nur durch die Gleichartigkeit der Eingangspforte des Virus bedingt sind, muß die Zukunft entscheiden.

Einen weiteren Beweis für die Existenz rudimentärer Fälle von Heine-Medinscher Krankheit liefern die kontinuierlichen klinischen Übergänge zu typischen; besonders deutlich ist dies bei der bulbären Kinderlähmung. Nicht selten besteht sie nur in einer unter fieberhaften Allgemeinerscheinungen sich entwickelnden pontinen Facialislähmung. In anderen Fällen kommt es neben dieser Facialislähmung noch zu anderen bulbären Symptomen, und nicht selten tritt hier der Exitus ein. Die Sektion zeigt dann die typischen Veränderungen der epidemischen Poliomyelitis. Endlich läßt auch das Tierexperiment auf das Vorkommen abortiver Fälle beim Menschen schließen.

Für die Erklärung der relativen Immunität nach der Pubertät ist die Beantwortung der Frage nach der Häufigkeit solcher larvierter und rudimentärer Formen beim Erwachsenen unerläßlich. Genauere Zahlen lassen sich aus früher erörterten Gründen nicht geben. Immerhin haben wir, wie schon bemerkt, den Eindruck gewonnen, daß abortive Formen nicht nur die typischen an Zahl weit übertreffen, sondern auch bei Erwachsenen häufig sind. In dem Städtchen K. kamen

z. B. nur zwei typische Fälle von Kinderlähmung zur Beobachtung; das erste Kind erkrankte Anfang Dezember, das zweite Ende Januar. Bei unseren Nachforschungen bezeichnete es der behandelnde Arzt als außerordentlich auffallend, daß er im November vorigen Jahres, also zu einer Zeit, wo sonst Durchfälle relativ selten sind, sehr zahlreiche ätiologisch unklare Fälle von „Enteritis" sowohl bei Erwachsenen wie bei Kindern in K. und Umgebung beobachtet hat. Es traten keine Lähmungen auf, aber die Durchfälle waren hartnäckig, schwer, von Diätfehlern unabhängig und von erheblichen Störungen des Allgemeinbefindens, insbesondere von großer allgemeiner Mattigkeit und starken Muskelschmerzen begleitet. In einem anderen Orte, wo nur ein einziges Kind im November 1909 an typischer Poliomyelitis mit schlaffer Beinlähmung erkrankte, wurde gleichfalls ein auffallend gehäuftes Auftreten von „Brechdurchfällen" bei Erwachsenen und Kindern konstatiert. In wieder einem anderen Dorfe, wo ein tödlicher Poliomyelitisfall mit initialer Angina vorkam, stellte der behandelnde Arzt eine merkwürdige Häufung der Mandelentzündung fest. Solange wir auf ätiologischem oder biologischem Wege, z. B. durch sero-diagnostische Methoden, die Heine-Medinsche Krankheit nicht feststellen können, ist die einigermaßen sichere Erkennung solcher abortiver Formen der Poliomyelitis nur bei epidemischem Auftreten möglich. Man könnte höchstens versuchen, durch Verimpfung des Lumbalpunktates oder besser noch von Speichel und Rachenausstrichen auf Affen die Diagnose sicherzustellen.

Die Diagnose der abortiven Formen wird durch die variablen klinischen Zustandsbilder erschwert. Das Symptomenbild der abortiven Fälle ist ebenso wechselnd wie das Frühstadium der typischen Kinderlähmung.

Wir können also in Anlehnung an Wickman folgende abortive Formen unterscheiden:

1. Fälle mit vorherrschenden gastrointestinalen Störungen, vor allem mit Durchfällen im Krankheitsbeginn.

2. Fälle mit initialen Störungen von seiten der Atmungsorgane, insbesondere mit anfänglicher Angina.

3. Fälle mit meningitischen Symptomen ohne wesentliche spinale Ausfallserscheinungen. Sie waren entschieden am seltensten.

4. Fälle mit fieberhaften Allgemeinerscheinungen ohne vorherrschende subjektive und objektive Lokalsymptome. Wir

haben nur einen einzigen derartigen Fall beobachtet, wo das 4jährige Brüderchen eines an typischer Poliomyelitis erkrankten 7 Jahre alten Mädchens gleichzeitig an Mattigkeit, Übelkeit, mäßigem Fieber und Kopfweh litt. Es lag jedoch nur einen Tag zu Bett und wurde ohne nervöse Folgeerscheinungen wiederum ganz gesund. Wenn solche Fälle mit stärkeren Gliederschmerzen und großer Abgeschlagenheit einhergehen, so entsteht nach Literaturberichten mit Vorliebe ein influenzaähnliches Zustandsbild.

Wir haben bereits darauf hingewiesen, daß solche abortive Fälle trotz ihres wechselnden Typus ihre ätiologische Verwandtschaft mit der Heine-Medinschen Krankheit auch dadurch verraten können, daß bei allen diesen Formen leichtere spinale Symptome, wie z. B. Verlust der Sehnenreflexe, flüchtige Schwächezustände gewisser Muskelgruppen und vorübergehende Hypotonie einer Extremität sich einstellen. Streng genommen kann man also bei der abortiven Heine-Medinschen Krankheit zwischen rein larvierten und rudimentären Fällen unterscheiden. Bei den ersteren verläuft das Leiden nur in Form einer Gastroenteritis, Angina, Influenza u. dgl., bei den letzteren kommt es auch zu leichteren und flüchtigen nervösen Ausfallserscheinungen.

Die Intensität jener initialen Zustandsbilder der Heine-Medinschen Krankheit, in denen sich die abortiven Fälle gewissermaßen erschöpfen, braucht keineswegs geringer zu sein als diejenige in Fällen schwerer Lähmung. Dieses Mißverhältnis zwischen fieberhaften Initialsymptomen verschiedener Art und dem Grade der späteren nervösen Erscheinungen zeigt sich bei fast allen Epidemien. Man kann überhaupt aus der Eigenart und dem Grade der fieberhaften Initialerscheinungen keinerlei brauchbare Schlüsse ziehen auf Intensität und Extensität der späteren Lähmungen. Es gibt auch nach unserer Beobachtung schwere Allgemeinerscheinungen ohne wesentliche Paresen und leichte Frühstadien mit schweren nachfolgenden und unter Umständen sogar tödlichen Lähmungen.

Die „sporadische“ Kinderlähmung.

Man hat die Frage aufgeworfen, ob es sich bei der letzten Epidemie von Kinderlähmung und den stets hier und da vorkommenden sporadischen Fällen um eine ätiologisch gleiche Erkrankung handelt. Es wurde sogar auf das schroffste betont, daß der Beweis für eine solche ätiologische Gleichheit erst durch die experimentelle Forschung zu erbringen sei. Uns scheint, daß zur Entscheidung dieser Frage die klinische und epidemiologische Betrachtungsweise vollkommen ausreicht. Es unterliegt gar keinem Zweifel, daß es sich bei der sporadischen und epidemischen Poliomyelitis um eine ätiologisch gleiche Erkrankung handelt.

Die klinischen Beweise für eine Wesensverschiedenheit sind nichts weniger als stichhaltig. Man hat übersehen, daß der Typus der Initialerscheinungen recht verschieden ist. Wenn z. B. während der letzten Epidemie in Westfalen in der überwiegenden Mehrzahl der Fälle Magen- und Darmstörungen das initiale Zustandsbild beherrschten, so gilt dies eben nur für gewisse, wenn auch große Bezirke einer Provinz. In Hessen-Nassau traf dies, wie wir früher eingehend berichteten, nur in der Minderzahl der Fälle zu, und in Schlesien hatten sogar alle Fälle eine initiale Obstipation. Der Typus der Initialerscheinungen bei der epidemischen Form kann eben je nach Epidemie und Örtlichkeit erheblich wechseln. Wir müssen deshalb das klinische Bild der sporadischen Fälle mit der Gesamtzahl der Typen bei der epidemischen Kinderlähmung vergleichen. Tut man dies, so findet man weder in der Literatur noch in den eigenen Beobachtungen irgendeinen sporadischen Fall, der nicht vollkommen mit dem klinischen Bilde eines epidemischen übereinstimmt. Es gibt nicht den geringsten klinischen Unterschied zwischen epidemischen und sporadischen Fällen.

Trotz der Vielgestaltigkeit der klinischen Erscheinungsweisen im Krankheitsbeginn haben wir als gemeinsame Merkmale der epidemischen Poliomyelitis die Hyperästhesie, die Schweiße und die Leukopenie bzw. die fehlende Leukocystose bezeichnet. Auf die Blutveränderung hat man bei der sporadischen Poliomyelitis bisher kaum geachtet. Die übrigen beiden Kardinalerscheinungen zeigen sich jedoch in derselben Weise wie bei der epidemischen. Es besteht nur die Fehlerquelle, daß die sporadischen Fälle nur ausnahmsweise einmal im frühen Krankheitsbeginn zur klinischen Beobachtung kommen, und daß die nachträglichen anamnestischen Erhebungen nur lückenhaft sind. Wir haben die klinischen Zustandsbilder jener scheinbar sporadischen Fälle, die wir in den letzten Jahren noch an der von Strümpellschen Klinik in Breslau beobachten konnten, mit den epidemischen verglichen und nicht das geringste gefunden, was auf klinische Verschiedenheiten hinweist. Am besten zieht man jene sporadischen Fälle zum Vergleich heran, die Erwachsene betreffen und demgemäß eine genaue Anamnese über die Frühsymptome zulassen. Zum Beweis für unsere Anschauung wollen wir zunächst 3 Eigenbeobachtungen aus der Breslauer Klinik mitteilen, die auch die für die epidemische Form der Poliomyelitis charakteristische Entwicklung des Leidens unter Fieber, starken Schweißen, Hyperästhesie und anderen sensiblen Reizerscheinungen zeigen.

O. H., 25 Jahre alter **Zimmermann;** in der Breslauer med. Klinik vom 18. Januar bis 28. August 1908 und vom 6. Januar bis 2. Mai 1909.

Vorgeschichte: Gesunde Familie; bis zur Militärzeit stets gesund, als Soldat einmal wegen Typhusverdacht beobachtet. Später häufige Schmerzen im Rücken und in der rechten Schulter (besonders bei schwerer Arbeit).

Seit Anfang September 1908 nicht mehr recht wohl, hatte Rückenschmerzen, ein Gefühl im Kreuze, als ob er sich verhoben hätte, außerdem Kopfweh und eine eigentümliche Nackensteifigkeit; jedoch noch kein Fieber bemerkt.

Pat. wollte am 14. September wegen dieser Beschwerden den Arzt mit dem Rade aufsuchen, merkte aber, daß er nicht mehr so gut wie früher radfahren konnte. Am selben Abend hohes Fieber (40°), Schüttelfrost, große Schwäche im rechten Bein, so daß er nicht mehr Treppen steigen konnte, sowie außerordentlich heftige rheumatische Schmerzen. Am nächsten Morgen das rechte Bein fast ganz gelähmt; gleichzeitig linkes Bein schwächer und am dritten Tage linkes Bein mit linkem Arm gleichfalls völlig gelähmt. Am gleichen Tage auch Erschwerung beim Sprechen („die Zunge gehorchte nicht“), sowie beim Schlucken, Flimmern vor den Augen. 4 Tage lang Harnverhaltung; außerdem Obstipation. Vom 15. September ab gleichfalls *4 Tage lang anhaltender, ungemein heftiger Schweiß.* — Keine Delirien, stets klares Bewußtsein.

Starke rheumatische Schmerzen in den Extremitäten, noch 14 Tage andauerndes Fieber. In der ersten Zeit auch starke allgemeine Muskelschmerzhaftigkeit, sowie *große Empfindlichkeit bei jeder Berührung.* Anfänglich ferner auch Dreh- und Beugebewegung des Kopfes sehr erschwert, weiterhin rechtsseitige Facialisschwäche mit stechenden Schmerzen in der rechten Gesichtshälfte.

Die Extremitätenlähmung 5 Wochen anhaltend, dann Besserung im linken Arm, darauf im linken Bein. Gegen Weihnachten auch Besserung des rechten Armes. Schon vor der Extremitätenbesserung Sprache wiederum gut, ebenso die Facialisparese.

Resümee des jetzigen Befundes: Leidlicher Ernährungszustand, keine besondere Erkrankung der inneren Organe. Regelmäßige Herzaktion.

Keine cerebralen und bulbären Störungen mehr.

Parese der Schultermuskulatur beiderseits, Vorderarme und Hände gut bis auf Streckung in den Endgliedern des 3.—5. Fingers.

Rechtes Bein noch völlig schlaff gelähmt; im linken erhebliche schlaffe Parese (Motilität distal besser als proxymal). Rechts schwache Fußsohlenreflexe, links Babinskineigung. Sehnenreflexe fehlend.

Anscheinend auch Rumpfmuskelparese; Bauchdeckenreflexe fehlen noch.

Sensibilität jetz objektiv normal.

Während der klinischen Behandlung nur geringe Besserung.

Anna Kr., 19 Jahre, aus Klein-Ellguth. Aufenthalt in der med. Klinik zu Breslau vom 18. Dezember 1907 bis 6. April 1909.

Vorgeschichte: Ähnliche Fälle sind in Antonienhütte nicht vorgekommen. Früher im wesentlichen gesund, keine erkennbaren Krankheitsursachen. Nach vorübergehendem Kopfweh Bein- und Rückenschmerzen. Am 7. August großes Müdigkeitsgefühl in den Beinen, arbeitete aber noch weiter. In der Nacht wegen der Rückenschmerzen schlechter Schlaf, konnte am nächsten Morgen nur mit Mühe ins Lazarett gehen. Am Abend weitere Verschlimmerung mit starken Kopfschmerzen, besonders in der Stirngegend, Schüttelfrost, häufigem Erbrechen, Stuhlverstopfung. Sie lag im Lazarett etwa 8 Tage lang. Fieber 38°.

Vom 2. Krankheitstage an nach späterer brieflicher Mitteilung zeitweise derartiges *Schwitzen,* daß das Bett und die Wäsche vollkommen durchnäßt war; diese Schweiße hielten ungefähr 14 Tage an. In den Abendstunden bemerkte sie in dieser Zeit, daß sie auch nach heftigem Schüttelfrost am ganzen Körper schweißgebadet war. Gleichzeitig war sie *überaus schmerzempfindlich.* „Es durfte mich keiner an den Beinen anfassen, ohne daß ich furchtbare Schmerzen bekam.“ Auch beim Nichtanfassen, also beim Stilliegen, stellten sich in den ersten 5—6 Wochen reißende Schmerzen im Kreuz sowie in den Beinen ein, die von den Füßen aus nach der Rückseite der unteren Extremitäten bis zur Hüfte gingen. Im Lazarett griff die Lähmung der Beine auch auf Rumpf- und Bauchmuskulatur über, so daß sie sich weder aufrichten noch umdrehen konnte. Außerdem Atembeschwerden, besonders inspiratorisch. Hals und Kopf frei. Die Behandlung bestand in Dampfbädern, Einpackungen, Einreibungen u. dgl. Allmähliche Besserung der Rumpfbewegung, doch unveränderte Lähmung der Beine.

Objektiv: (Resümee) Kräftig gebautes Mädchen von gutem Ernährungszustand und gesunden inneren Organen. Tachykardie. Keine Gehirn- und Augenstörungen, Arme frei. Schlaffe und atrophische Vorderhornlähmung beider Beine mit Verlust der Sehnenreflexe; normale Sensibilität (nur Druck auf Ischiadicus beiderseits schmerzhaft). Füße in Spitzfußstellung; Haut der Unterschenkel cyanotisch, Bauchmuskelparese (links stärker als rechts). Bauchdeckenreflexe rechts schwach, links fehlend.

Ernst L., 30 Jahre alter **Stellmacher** aus Steinbach. Aufenthalt in der med. Universitätsklinik zu Breslau vom 15. Januar bis 16. Mai 1908. Entlassung: als gebessert.

Vorgeschichte: Abgesehen von Masern früher immer gesund, nur in der Schule viel Kopfschmerzen; militärfrei (angeblich „wegen zu starker Unterschenkel und zu kurzen Atems"). Außerdem 1902 Lungenentzündung.

Keine ähnliche Erkrankung im Ort und Umgebung. Am 6. September war Patient bei großer Hitze und nur leicht bekleidet anhaltend mit Dreschen beschäftigt. In der herrschenden Zugluft will er sich erkältet haben; er fühlte sich schon an diesem Tage schwach und müde. Am nächsten ging er jedoch wieder bis 10 Uhr vormittags zur Arbeit, mußte sich aber infolge der Schweiße und Müdigkeit zu Bett legen; dabei trat noch intensives Kältegefühl mit Schauern und großer Hitze auf. Er *schwitzte* auch stark. Es traten starke *Schmerzen* im Kreuz, Hüfte und Beinen ein, und zwar namentlich links. Als er es infolge der großen Schmerzen im Bett nicht aushalten konnte, wollte er am Morgen des 10. September aufstehen; er brach aber am Bett zusammen. Das linke Bein war völlig gelähmt und das rechte sehr schwach; aber auch in dem letzteren steigerte sich die Schwäche bald zur völligen Lähmung. Nebenbei trat Stuhlverstopfung auf mit großen Schmerzen bei der Stuhlentleerung (Hämorrhoiden), ferner anfängliche Appetitlosigkeit, Kopfweh und Erschwerung der Urinentleerung in den ersten 8 Tagen. Auch das Sprechen fiel ihm in der ersten Zeit schwer. Etwa 14 Tage später ein vorübergehendes Zittern mit Schwäche im linken Arm.

Nach etwa 6 Wochen trat allmählich eine große Besserung ein, und zwar zunächst im rechten Bein.

Objektiv (Resümee) handelt es sich um einen kräftigen Mann von gutem Ernährungszustand und gesunden Hals-, Brust- und Bauchorganen.

Keine cerebralen und bulbären Störungen. Keine erheblichen Sprachstörungen mehr, Augenhintergrund frei.

Geringe motorische Schwäche im linken Arm, sonst daselbst keine Besonderheiten. Ausgebreitete schwere schlaffe und atrophische Vorderhornlähmung der Beine, links stärker als rechts, mit aufgehobenen Sehnenreflexen; linkes Bein fast ganz paretisch. Fußsohlenreflexe rechts angedeutet, links fehlend, kein Babinski. Am 28. Januar 1908 Lumbalpunktion: Druck 185 mm.

Während der klinischen Behandlung geringe Besserung.

Diese Fälle lehren weiterhin, daß die Lähmungen sich bei sporadischer Poliomyelitis in ganz gleicher Weise wie bei epidemischer entwickeln und selbst den geschilderten Prädilektionstypus haben. Sie zeigen ferner, daß gleichfalls initiale Blasen- und Mastdarmstörungen vorkommen, und daß sich gleichfalls leichte Bulbärsymptome, Sprach- und Schluckstörungen sowie Facialisparesen entwickeln. Sehr bemerkenswert sind in allen diesen Fällen die Anklänge an die polyneuritische Form der Heine-Medinschen

Krankheit. Wenn wir sie ganz besonders häufig bei der Poliomyelitis der Erwachsenen finden, so liegt dies sicherlich daran, daß uns eben nur diese und nicht die kleinen Kinder über die spontanen sensiblen Reizerscheinungen genaue Angaben machen können. Die Häufigkeit und Bedeutung dieser heftigen Spontanschmerzen im Krankheitsbeginn werden ebenso wie die anfängliche Hyperästhesie bei der Berührung und die Schweiße nur deshalb verkannt, weil man in sporadischen Fällen nicht näher darauf geachtet hat. Diese heftigen, oft ruckartigen, lanzinierenden Rücken- und Extremitätenschmerzen mit gleichzeitiger Druckempfindlichkeit der Muskulatur, die den späteren Lähmungen tagelang vorauszueilen pflegen und auch nach dem Eintritt der Paralyse noch wochenlang bestehen können, waren auch in weiteren Eigenbeobachtungen von sporadischer Poliomyelitis anterior acuta adulescentium ausgeprägt.

Ebensowenig stichhaltig wie die klinischen Einwände gegen die Wesensgleichheit der sporadischen und epidemischen Poliomyelitis sind auch die behaupteten epidemiologischen Unterschiede. Aus der Tatsache, daß die sporadischen Fälle eben isoliert bleiben, während die epidemischen durch weitere Ansteckung sich ausbreiten, wurde der Schluß gezogen, daß die sporadischen nicht infektiös und demgemäß wesensverschieden sind. Das ist ein Trugschluß. Von fast jeder bei uns heimischen Infektionskrankheit wissen wir, daß neben gelegentlichen schweren Epidemien ganz vereinzelte sporadische Fälle vorkommen. Auch die Genickstarre, mit der man die Poliomyelitis so oft vergleicht, stirbt bei uns niemals aus. Sporadische Fälle mit typischem mikroskopischen und bakteriologischen Befund kommen immer vor. Wir haben z. B. auch während dieser Poliomyelitisepidemie einen solchen sporadischen und zwar klinisch-bakteriologisch und pathologisch-anatomisch sichergestellten Fall von Meningokokken-Genickstarre beobachtet, der ohne jede erkennbare Infektionsquelle isoliert auftrat und vereinzelt blieb. Den Grund dafür, daß die Poliomyelitis manchmal in bedrohlichen Epidemien auftritt und in der Zwischenzeit in Form der sporadischen Fälle nicht ausstirbt, wissen wir ebensowenig auch bei anderen Infektionskrankheiten, wie bei Genickstarre, Scharlach, Typhus u. dgl. Es wäre theoretisch falsch und praktisch bedenklich, aus dem sporadischen Vorkommen von Fällen einer sonst gern epidemisch auftretenden Infektionskrankheit auf ätiologische Verschiedenheiten zu schließen.

Dazu kommt noch, daß der epidemiologische Beweis für den sporadischen Charakter des einzelnen Falles in einwandfreier Weise bisher gar nicht erbracht ist. Man hat sich nur mit der Nachforschung begnügt, ob das gleiche Leiden im selben Hause, in der Nachbarschaft, im selben Krankheitsort oder in der Nähe vorgekommen ist. Man hat die abortiven Fälle ganz übersehen und hat die Zwischenträger nicht gekannt, die das Leiden von weither einschleppen können. Kurzum, wir besaßen früher nicht ein genügendes Maß klinischer und epidemiologischer Kenntnisse über die Heine-Medinsche Krankheit zum Nachweis autochthoner und sporadischer Fälle. Bei der klinischen Erforschung zukünftiger sporadischer Fälle müssen wir nicht nur das Fehlen anderer typischer Lähmungen am gleichen Ort, sondern auch die abortiven Fälle in Familie und Nachbarschaft und den indirekten Übertragungsmodus durch Zwischenträger aus weiter Entfernung berücksichtigen. Dazu würde nicht mehr die übliche klinische Anamnese genügen. Es sind hierzu eingehende Nachforschungen an Ort und Stelle erforderlich. Demgemäß sind viele sporadische Fälle sicher nur scheinbar sporadische. Bei dem vereinzelten Vorkommen der Poliomyelitis auch außerhalb größerer Epidemien kommt es zudem, wie die Literatur beweist, zu kleineren Endemien. Wir haben also fließende Übergänge zwischen dem sporadischen und epidemischen Vorkommen. Die experimentelle Forschung ist also vielleicht wünschenswert, aber nicht notwendig, um die ätiologische Gleichheit zwischen sporadischer und epidemiologischer Poliomyelitis zu beweisen. Sie ist aber dringend erforderlich zum Studium der Frage, ob nicht gewisse, scheinbar andersartige Erkrankungen des Zentralnervensystems, wie mancher Fall von disseminierter Encephalomyelitis oder Landryscher Paralyse des Erwachsenen, nur verkappte Formen der Heine-Medinschen Krankheit sind. Es würde sich deshalb sehr empfehlen, bei allen ätiologisch unklaren, tödlichen, akut-entzündlichen Erkrankungen des Zentralnervensystems möglichst das Tierexperiment zur Klärung heranzuziehen.

Bei der Wesensgleichheit der sporadischen und epidemischen Kinderlähmung muß man die Frage aufwerfen, ob überhaupt die Hypothese, daß unsere Heimatprovinz Hessen-Nassau bei der letzten Epidemie vom Rheinland und von Westfalen aus infiziert wurde, innere Berechtigung hat. Die Poliomyelitis stirbt gewissermaßen niemals ganz aus. Es liegt deshalb durchaus die Möglichkeit einer autochthonen Entstehung der Epidemie vor. Trotz alledem müssen wir auf Grund unserer epidemiologischen Studien für diese Epidemie an der größeren Wahrscheinlichkeit einer Einschleppung von außen festhalten. Auch klinische Gesichtspunkte sprechen dafür, daß wir bei der Heine - Medinschen Krankheit mit Virulenzschwankungen des Erregers und vielleicht sogar mit Spielarten in ähnlicher Weise wie etwa bei den Malariaplasmodien rechnen müssen.

Frühdiagnose; differentialdiagnostische Schwierigkeiten.

Die einzelnen Formen der Heine - Medinschen Krankheit lassen sich wohl am besten in folgendes Schema gruppieren:

1. Die spinale Form. Sie ist die häufigste und ihr gewöhnlicher Typus die poliomyelitische Vorderhornlähmung.

2. Die bulbäre Form. Sie ist nicht selten und durch das vorherrschende Befallensein von verlängertem Mark und Brücke charakterisiert. Wenn sie in meist tödlichen Fällen zu einer rasch aufsteigenden schweren spinalen Lähmung hinzutritt, so entsteht der Typus der Landryschen Paralyse.

3. Die cerebrale Form. Sie ist selten.

4. Die wahrscheinlich sehr häufigen und vielleicht sogar häufigsten abortiven Formen mit ihren 4 Unterabteilungen (Seite 145).

Trotz der Vielgestaltigkeit der fieberhaften Vorläufererscheinungen ist es während einer Epidemie unzweifelhaft möglich, schon vor dem Auftreten der Lähmungserscheinungen eine richtige Wahrscheinlichkeitsdiagnose zu stellen und selbst solche Fälle von Heine - Medinscher Krankheit zu erkennen, in denen gröbere Paresen überhaupt ausbleiben. Dazu ist es notwendig, daß man während einer Epidemie bei jeder diagnostisch unklaren, akutfieberhaften Erkrankung unter wiederholter sorgfältiger Prüfung des Verhaltens von Motilität, Muskeltonus und Sehnenreflexen an die Möglichkeit einer Heine - Medinschen Krankheit denkt und sich die einzelnen Erscheinungsweisen in das Gedächtnis zurückruft. Wie wir eingehend beschrieben haben, lassen sich die Initialsymptome in 2 Hauptgruppen teilen. Es bestehen entweder nur vieldeutige fieberhafte Allgemeinerscheinungen oder deutliche lokale Symptome von seiten der Atmungs-, der Verdauungsorgane oder der Meningen. Daraus folgt, daß fast alle uns geläufigen akutfieberhaften Erkrankungen des Kindesalters im frühen Krankheitsbeginn differentialdiagnostisch in Frage kommen. Es droht vor allem die Fehldiagnose der Influenza, der Polyarthritis und Polyneuritis, des Muskelrheumatismus, der einfachen Angina, eines Katarrhs der Luftwege, einer Gastroenteritis, von Ruhr und Typhus abdominalis und nicht zuletzt der Meningitis cerebrospinalis epidemica oder tuberculosa. Diese differentialdiagnostischen Schwierigkeiten und die Hilfsmittel ihrer Klärung sind schon in anderen Kapiteln und namentlich bei der Darstellung der abortiven Formen berücksichtigt. Fehldiagnosen lassen sich jedenfalls meist vermeiden, wenn man unter steter Kontrolle des neurologischen Befundes auch in scheinbar andersartigen akut-fieberhaften Erkrankungen auf die Kardinalerscheinungen des Frühstadiums achtet, die allen ihren Erscheinungsweisen gemeinsam sind. Dazu ist vor allem, wie wir schon nachdrücklichst hervorgehoben haben, eine sorgfältige Anamnese dringend erforderlich. Die geradezu pathognomische Hyperästhesie, die schon häufig frühzeitig einzusetzen pflegt und oft bald wieder verschwindet, entzieht sich sonst leicht dem klinischen Nachweis. Gleiches gilt oft für die ebenfalls typische Neigung der kranken Kinder zu profusen Schweißen. Das dritte initiale Symptom, nämlich die Leukopenie oder zumindest das Fehlen der Leukocytose trotz hohen Fiebers, wird in der allgemeinen Praxis, obwohl die technischen Schwierigkeiten ihrer Feststellung — zur Orientierung kann ein gutes Ausstrichpräparat genügen — gering sind, nur selten verwertet werden. Einen gewissen Ersatz dafür bieten noch andere gemeinsame Kennzeichen des Frühstadiums: wir meinen die Schläfrigkeit der Kinder am Tage, die Unruhe bei Nacht, die lokalisierte Müdigkeit und Schwäche der Extremitäten, namentlich in den Beinen, die Abnahme des Muskeltonus in den später gelähmten Gliedern, die gleichfalls hypotonische Bauchmuskelschwäche mit mäßigem Meteorismus und Verschwinden der Bauchdeckenreflexe.

Die geschilderten Kennzeichen des Frühstadiums schützen auch, abgesehen von der Leukopenie, zu der die Grippe gleichfalls neigt, vor der Verwechslung der Heine - Medinschen Krankheit mit der Influenza. Die symptomatologische Verwandtschaft ist im Frühstadium schon im Hinblick auf die katarrhalische, die gastrointestinale sowie die rheumatische Form der Grippe derart groß, daß Borström-Schweden sogar die Überzeugung vertritt, daß es gar keine Grenze zwischen Kinderlähmung und Influenza gibt. Tatsächlich sind die meisten abortiven Formen der Kinderlähmung symptomatologisch von der Influenza kaum zu unterscheiden; andererseits befindet sich Borström unzweifelhaft im Irrtum, wenn er die Kinderlähmung nur als eine nervöse Form der Influenza bezeichnet und die Poliomyelitisepidemie als ,,Episode, während derer die Geneigtheit der Influenza, das Nervensystem zu schädigen, die normalen Grenzen überschreitet". Daß der Grippe die typischen Vorderhornlähmungen der Heine-Medinschen Krankheit fremd sind, genügt wohl, um diese Hypothese zurückzuweisen; zudem ist sie ja durch die Ergebnisse der experimentellen Poliomyelitisforschung völlig haltlos geworden. Beim Einsetzen der spinalen Vorderhornlähmungen sind Verwechslungen mit der Grippe kaum mehr möglich; nur bei der encephalitischen Lähmung kann bei mehr sporadischem Auftreten der Heine-Medinschen Krankheit die Unterscheidung nur auf Grund des klinischen Bildes außerordentlich schwierig werden, zumal die Möglichkeit einer Mischinfektion vorliegt.

Viel häufiger als Influenza wurden in Hessen-Nassau im Frühstadium der Heine-Medinschen Krankheit der Muskel- oder Gelenkrheumatismus, traumatische und tuberkulöse Gelenkerkrankungen sowie Polyneuritis irrtümlich diagnostiziert. Es sind die sensiblen Reizerscheinungen im ersten Stadium der Kinderlähmung, die zu solchen Fehldiagnosen Anlaß geben. Das lebhafte Schreien der Kinder beim Anfassen und bei passiven Bewegungen in den Gliedern, sowie die Klagen über starke spontane Extremitätenschmerzen können bei Vernachlässigung des neurologischen Befundes um so leichter zu Täuschungen führen, als der mehr diffuse Charakter der sensiblen Reizerscheinungen nicht immer ausgesprochen ist. Die gelegentlich mehr örtlichen und vor allem anscheinend in Hüft-, Knie- und Schultergelenk lokalisierten Schmerzen, die den umschriebenen Lähmungen in den betreffenden Muskelgebieten vorauseilen können, verursachen es, daß sich die beginnende Heine-Medinsche Krankheit unter der Maske einer Gelenkerkrankung verbergen kann. So kommt es, daß man in einem unserer Fälle zunächst an eine Schultergelenkluxation dachte und Repositionsversuche machte. Wir wissen heutzutage, daß sich auch die beginnende poliomyelitische Lähmung durch heftige spontane Gliederschmerzen anzeigt, die sich mit Druckempfindlichkeit der Muskeln und Nervenstämme verbinden können. Die Unkenntnis dieses wahrscheinlich recht häufigen polyneuritischen Typus im Krankheitsbeginn verschuldet es, daß man an eine Affektion der peripherischen Nerven und nicht des Rückenmarks denkt. Man muß sich zunächst den von Strümpell betonten prinzipiellen Gegensatz zwischen akuter epidemischer Poliomyelitis und reiner Polyneuritis vor Augen halten. Bei der Poliomyelitis handelt es sich um eine ganz spezifische, örtliche und echte Entzündung des Rückenmarks, wobei das Virus selbst am Zentralnervensystem haftet; bei der Polyneuritis hingegen um eine mehr allgemeine hämatogene toxischinfektiöse Schädigung der peripherischen Nerven. Die klinische Differentialdiagnose ist nur ausnahmsweise schwierig. Schon die große Seltenheit schwerer Polyneuritiden im frühen Kindesalter, der bilaterale symmetrische Charakter der polyneuritischen Lähmung im Gegensatz zu der einseitigen oder wenigstens asymmetrischen und dann oft totalen Gliederlähmung der Poliomyelitis, die meist viel langsamere Entwicklung der polyneuritischen Lähmung, die größere Hartnäckigkeit der sensiblen Reizerscheinungen, die größere Häufigkeit und das stärkere Hervortreten objektiver Sensibilitätsstörungen auch im Bereich der Tiefenempfindung, sowie das frühzeitige Einsetzen von Ödemen sind die wichtigsten differentialdiagnostischen Merkmale. Die auffallend rasche Rückbildung schwerer Lähmungsfälle jedoch fällt höchstens bei Erwachsenen, nicht aber im frühen Kindesalter für die Polyneuritis in die Wagschale. Auch die zeitlich enge Bindung der poliomyelitischen Paresen an die fieberhaften Initialerscheinungen, sowie das Fehlen von Akkomodationsparesen und die große Seltenheit von schweren doppelseitigen Lähmungen des weichen Gaumens sprechen gegen die postdiphtheritischen Paresen, die noch am häufigsten zu differentialdiagnostischen Schwierigkeiten im Kindesalter Anlaß geben und sich bekanntlich erst 1—2 Wochen und mehr nach Ablauf der Rachenerkrankung zu entwickeln pflegen. Die Unterscheidung mag vielleicht am schwierigsten sein bei der von Medin beschriebenen ataktischen Form der Poliomyelitis, die wir selbst in Hessen-Nassau niemals gesehen haben. Ihr gelegentliches Vorkommen in reineren Formen ist bei der Läsion der Clarkeschen Säulen sowie gewisser bulbärer und Hirngebiete, wie Schleifenbahn oder spinocerebellarer Faserzüge, wohl begreiflich.

Die Unterscheidung der meningitischen Form der Poliomyelitis von tuberkulöser und epidemischer Meningitis hat uns selbst nur in folgendem Fall bis zur Ausführung der Lumbalpunktion gewisse Schwierigkeiten bereitet.

Heinrich R., 1½ Jahr, Kappel. Vater Briefträger.

Schon vorher 2 Fälle von Poliomyelitis, aber keine Cerebrospinalmeningitis in K. beobachtet.

Keine Lungen- oder Nervenkrankheiten in der Familie. Das Kind hatte vor einem Jahr Lungenentzündung, war sonst immer gesund und kräftig und erkrankte vor 3 Wochen mit hohem Fieber (39,3), Husten und Durchfall, auch mehrmals Erbrechen. Es schwitzte sehr stark, namentlich am Kopf, war in der Nacht sehr unruhig, verdrehte die Augen, hatte einen „starren Blick". Kopf und Hals wurden steif gehalten. Es fiel der Mutter auf, daß das Kind sich nicht mehr allein aufsetzte, es lag immer still im Bett und schrie nur, wenn es angefaßt oder unter den Armen hochgehoben wurde. Auch soll es nicht mehr die Arme und die Beine so wie früher bewegt haben. In den letzten Tagen ist das Kind ganz still und apathisch geworden, nimmt keine Nahrung mehr auf; oft Zittern durch den ganzen Körper, keine Krämpfe.

Befund am 17. November: Das Kind ist vollkommen benommen, fixiert nicht, reagiert nicht auf Licht, zwinkert aber spontan mit den Augen. Strabismus convergens-Stellung der Augen; Pupillen weit, auch auf intensiven Lichteinfall starr, $r > l$, linke Hornhaut trübe, nicht ganz spiegelnd, Keratitis e lagophthalmo, Lidreflex vom Trigeminus erhalten; Augenhintergrund nicht zu spiegeln.

Häufig spontane Kaubewegung, Zähneknirschen. Mund krampfhaft geschlossen, starker Widerstand beim Öffnen. Nase o. B. Kein Herpes, Herzaktion regelmäßig, Puls 86, leidlich kräftig. Lungen frei.

Starke Steifigkeit des Nackens und der Wirbelsäule.

Leib eingezogen, Bauchdeckenreflexe vorhanden. Kernig positiv. Leber überragt den Rippenbogen um 2 Querfinger.

Obere Extremität o. B. Beine hypertonisch an den Leib angezogen. Sehnenreflexe sehr lebhaft, Fußsohlenreflexe lebhaft, kein Babinski.

Die Lumbalpunktion ergibt etwa 12 ccm trübe, eitrige Flüssigkeit. Druck nicht sehr erhöht. Im Sediment intracellulär gelegene Meningokokken, vereinzelte Lymphocyten und massenhaft gelapptkernige Leukocyten. Kultur ergibt Meningokokkenwachstum vom Typus Fränkel-Weichselbaum.

Der Zustand blieb ungefähr 6 Tage derselbe, das Kind magert zusehends ab, wird stark benommen, nimmt keine Nahrung auf, läßt Stuhl und Urin unter sich. Starke Stomatitis; sonstiger Befund unverändert, vor allem die hochgradige Nacken- und Wirbelsäulensteifigkeit.

Nach einigen Tagen Exitus.

Autopsie: Mittelgroßes Kind, sehr blaß, Fettpolster und Muskeln sehr schwach entwickelt. Ausgeprägte Totenstarre. Leib etwas aufgetrieben.

Schädel im Verhältnis zum übrigen Körper groß. Knochen ziemlich dick. Das Gehirn an der Konvexität frei von Auflagerungen. Beim Herausholen des Gehirns zeigt sich an der Schädelbasis reichlich trübe eiterige Flüssigkeit, welche sich in den Wirbelkanal fortsetzt. An der Schädelbasis liegt dicker, glasiger, grünlich-zäher, nicht übelriechender Eiter, namentlich im Gebiet des Pons, der Medulla oblongata und der unteren und hinteren Seite des Kleinhirns. Die Fossa sylvii ist frei von Auflagerungen. Sämtliche Ventrikel erweisen sich stark dilatiert und erfüllt von trüber, eiteriger Flüssigkeit. Das Gehirngewebe ist im ganzen ziemlich blutreich. Der Duralsack des Rückenmarkes ist erfüllt von trüben, grünlichen, teils glasig-zähen, teils flüssigen eiterigen Massen.

Diagnose: Meningitis cerebrospin. epidem.

Es sprach schon die starke Bewußtseinstrübung und die außerordentlich intensive Wirbel- und Nackensteifigkeit gegen Poliomyelitis; andererseits lebten die Eltern des Kindes in einem kleinen Ort, wo mehrere Poliomyelitisfälle kurz zuvor vorgekommen waren, während Fälle von Genickstarre längere Zeit weit und breit nicht beobachtet wurden. Die Lumbalpunktion brachte rasch die Entscheidung; sie gibt eben bei der Poliomyelitis einen klarserösen, sterilen Liquor cerebrospinalis, der auch im Zentrifugat nur vereinzelte Zellen, und zwar vorwiegend Lymphocyten, zu enthalten pflegt. Bei epidemischer Meningitis andererseits ergießt sich bei der Punktion eitriger Liquor mit massenhaft gelapptkernigen Leukocyten und dem typischen mikroskopischen und kulturellen Kokkenbefunde. Der technisch leichte und ungefährliche, sowie auch therapeutisch oft indizierte Eingriff der Lumbalpunktion genügt überhaupt in fast allen Fällen zur Klärung der Diagnose. Auch ohne Lumbalpunktion erleichtern eine große Reihe symptomatologischer Unterschiede zwischen echter Genickstarre und der meningealen Form der Poliomyelitis die Differentialdiagnose. Es ist vor allem die tiefe Bewußtseinstrübung und die echte hochgradige Wirbelsäulensteifigkeit der Kinder mit epidemischer cerebrospinaler Meningitis, die der Kinderlähmung fremd sind. Der gesamte ätiologische, symptomatologische und pathologisch-anatomische Unterschied zwischen beiden Krankheiten ist so eingehend von Wickman geschildert worden, daß sich hier weitere Ausführungen erübrigen. Man muß vor allem daran festhalten, daß die typischen akuten Vorderhornlähmungen weder bei der tuberkulösen noch bei der epidemischen Genickstarre vorkommen.

Auch das Fehlen von Ohr- und Augenhintergrundskomplikationen bei der Poliomyelitis ist differentialdiagnostisch bedeutsam.

Daß jene Fälle von Heine - Medinscher Krankheit, die schon frühzeitig zu Paresen der Atemmuskeln führen, namentlich dann, wenn sie sich mit anfänglichen lokalen Symptomen von seiten der Atmungswege, wie Bronchitis und Bronchopneumonien, vergesellschaften, mit akuter, auch diphtheritischer Erkrankung der Respirationsorgane verwechselt werden können, ist schon früher erörtert (S. 86 u. f.). Man muß stets darauf achten, daß man bei mechanischer Erschwerung der Atemmuskeltätigkeit durch rein lokale Erkrankungen gewöhnlich eine forcierte Tätigkeit der Intercostales und der accessorischen Atemmuskulatur am Halse findet, während in jenen und meist bald tödlichen Fällen von Poliomyelitis gerade die Zwerchfellatmung scharf ausgesprochen ist und die Rippenatmung fast fehlt. Das Nasenflügelatmen und das „Luftschnappen" mit den Kiefern ist allerdings beiden Erkrankungen gemeinsam.

Ein kurzer Hinweis auf die gelegentliche Verwechslung poliomyelitischer Muskellähmungen mit rachitischen Schwächezuständen der Muskulatur ist deshalb erforderlich, weil uns einschlägige Fälle bekannt wurden. Bei tatsächlich rachitischen Kindern liegt die Möglichkeit solcher Fehldiagnosen gar nicht so fern, weil auch die Stoffwechselkrankheit zu atonischen und selbst atrophischen Muskelparesen führen kann. In dem uns bekannten Falle wäre der Irrtum allerdings vermeidbar gewesen, wenn man mit dem akuten Einsetzen der mit Störungen der tiefen Reflexe und der elektrischen Erregbarkeit einhergehenden Paresen im direkten Anschluß an die fieberhaften Vorläufererscheinungen gerechnet hätte.

Prognose.

Wir stimmen vollkommen mit Wickman darin überein, daß die bekannte Lehrbuchregel: Die Prognose quoad vitam ist günstig, quoad sanationem completam ungünstig, nach beiden Richtungen hin erheblicher Einschränkung bedarf. Während einer Epidemie kann es im Frühstadium nicht nur zu vereinzelten Todesfällen, sondern sogar zu erheblicher Mortalität kommen, und andererseits haben auch wir zahlreiche Beispiele dafür, daß schwere und ausgebreitete Lähmungen auffallend rascher Rückbildung fähig sind. In einzelnen Fällen waren sogar schlaffe Paralysen der Arme und Beine in wenigen Wochen wiederum verschwunden.

Ebenso wie die klinische Erscheinungsweise des Frühstadiums kann auch die Mortalität je nach Epidemie und Örtlichkeit nicht unerhebliche Schwankungen zeigen. Sie stieg z. B. nach den Berichten Wickmans in einem schwedischen Herde auf 42,3%. Über die Durchschnittswerte bei großen Epidemien mögen die folgenden Zahlen orientieren:

Autor	Epidemie	Gesamtzahl der Lähmungen	Gesamtzahl der Todesfälle	Mortalitätsziffer
1. Harbitz und Scheel . . .	Norwegen 1905 .	1053	145	13,8%
2. Wickman. .	Schweden 1905 .	1025	145	14,1%*)
3. Zappert . .	Wien-Niederösterreich 1908	266	29	10,8%
4. Krause . . .	Deutschland, Reg.-Bez. Arnsberg 1909	436	66	15,1%
	Durchschnittszahl	695	96,2	13,45%

Die durchschnittliche Mortalität erreicht also bei Berücksichtigung größerer Epidemien immerhin die beachtenswerte Höhe von 13,4%, eine Zahl, die in Hessen-Nassau sogar etwas überschritten ist. Auf 100 Fälle unserer Statistik treffen 16 Todesfälle. Die Art der Berechnung ist allerdings für die Höhe der Mortalitätsziffer von großem Einfluß. Bei Berücksichtigung der abortiven Formen sinkt sie in Hessen-Nassau ganz erheblich; sie gilt nur für Fälle mit ausgesprochenen Lähmungen, und hier wiederum macht sich die Fehlerquelle geltend, daß uns schwerere Fälle wohl häufiger als leichtere gemeldet wurden. Wie dem auch sei, die Heine-Medinsche Krankheit ist quoad vitam keineswegs eine ganz gutartige Erkrankung. Damit stimmen auch die Befunde von Reckzeh in Westfalen und Eichelberg in Hannover überein. Die Sterblichkeit betrug nur bei Berücksichtigung der Lähmungsfälle 18,2 bzw. 20,5%.

Der Tod kann auf verschiedene Weise erfolgen. Vielfach sind es „Landrysche Paralysen", wo die rasch aufsteigende Parese bald die Medulla oblongata erfaßt und durch gelegentlich ganz akut einsetzende Atemlähmung zum Tode führt; bald sind es von

*) Wickmans Zahl von 12,2% beruht wohl auf einem Druckfehler: er gibt als Prozentzahl von 1025 Fällen mit 145 letalen Fällen 12,2% statt 14,1% an.

vornherein bulbäre Kinderlähmungen und gelegentlich auch solche Fälle, wo frühzeitig ausgedehnte Pneumonien zum ungünstigen Ausgang beitragen. Die Kinder sind überhaupt auch nach Ablauf des ersten Stadiums noch durch die Entwicklung von Bronchopneumonien gefährdet. In einem Falle Reckzehs trat in der Rekonvaleszenz in ähnlicher Weise wie bei Diphtherie plötzlicher Exitus anscheinend an Herzlähmung ein.

Nach Wickman ist die alte Anschauung irrig, daß die Lebensgefahr mit zunehmendem Alter abnimmt. Es scheint vielmehr mit dem Sinken der Morbidität ein Steigen der Mortalität einherzugehen, namentlich bei Berücksichtigung jener Fälle, die beim Erwachsenen fälschlich als ätiologisch andersartige Landrysche Paralysen und nicht als akut aufsteigende Heine-Medinsche Krankheit diagnostiziert werden. Unsere eigenen Zahlen sind zu solchen Schlußfolgerungen viel zu gering; sie sprechen jedenfalls nicht gegen die Auffassung Wickmans. Von unseren 3 Patienten über 15 Jahre ist einer gestorben.

Die folgende Tabelle zeigt, daß die Lebensgefahr in der ersten Krankheitswoche weitaus am größten ist, und zwar am höchsten etwa am vierten bis fünften Krankheitstage.

Name	Alter	Todestag (nach Krankheitsbeginn)
Philipp Pf.	2 Jahr	am 3. Tage
Maria Kl.	$2^1/_2$ „	„ 3. „
Karl Schn.	$2^3/_4$ „	„ 4. „
Helene St.	3 „	„ 2. „
Wilhelm P.	$^3/_4$ „	„ 6. „
Heinrich R.	3 „	„ 2. „
Irmgard W.	2 „	„ 3. „
Julie M.	6 „	„ 3. „
Georg K.	4 Monate	„ 8. „
Jakob B.	7 „	„ 16. „
Gustav B.	1 Jahr	„ 7. „
Elise v. St.	$2^3/_4$ „	„ 3. „
Heinrich G.	$1^3/_4$ „	„ 3. „
Heinrich W.	16 „	„ 7. „
Karl D.	$2^3/_4$ „	„ 6. „
Lieschen F.	$2^1/_4$ „	„ 6. „
	durchschnittlich	5,1 Tage

Wickman sieht als kritischen Krankheitstag den 4. an. Der gleiche kritische Tag ist es auch, wo nach unseren Erfahrungen die schweren Lähmungen relativ am häufigsten einsetzen.

Die Aussicht auf völlige Wiederherstellung wird bei erheblichen Lähmungen vielfach als äußerst gering bezeichnet. Dies trifft wenigstens für manche Epidemien keineswegs zu. Koplik-Amerika bezeichnet sogar Genesung als die Regel; ausgedehnte Lähmungen verschwanden nach ihm völlig oder gingen bis auf kleine Bezirke zurück. Zappert sah Heilungen in 13,8% und fügt hinzu, daß sich dieser Prozentsatz späterhin wohl sicherlich noch erhöht hat. Wir selbst haben 58 Fälle in dauernder Kontrolle; in 10 Fällen ist schon jetzt Heilung ohne erkennbare Funktionsstörung eingetreten. Diese Zahl von etwa 15% ist eine Mindestzahl, da erfahrungsgemäß noch weitere Rückbildungen, namentlich im Laufe des ersten halben Jahres, eintreten können. In der Mehrzahl der übrigen Fälle ist schon in der relativ kurzen Beobachtungszeit eine weitgehende Rückbildung erfolgt, und nur in etwa einem Drittel der Fälle sind schwere und ausgebreitete Lähmungen zurückgeblieben.

Als Beispiel für das rasche Verschwinden schwerer und ausgebreiteter Beinlähmungen diene folgende Eigenbeobachtung:

Ernst R., 3 Jahre, Wahlen bei Neustadt.

In der Familie weder Nerven- noch Lungenleiden. Das Kind war früher immer gesund und kräftig. In demselben Dorfe noch zwei andere Fälle von Poliomyelitis.

Das Kind erkrankte in der ersten Augustwoche mit mäßigem Fieber ohne Schüttelfrost und Erbrechen; außerdem bestand Appetitlosigkeit, nachts große Unruhe und am Tage eine auffallende Schläfrigkeit (es hat die ersten 5 Tage den ganzen Tag geschlafen). Das Köpfchen wurde in die Kissen gebohrt, Rücken und Nacken immer steif gehalten. Störungen von seiten der Atmungsorgane und des Darmtractus bestanden nicht. Das Kind war außerordentlich überempfindlich — man durfte es nach Angabe der Mutter gar nicht anfassen.

Befund: Eine leichte Bronchitis, sonst keine Störungen an den inneren Organen. Augen- und Hirnnervenstörungen sowie bulbäre Erscheinungen nicht nachweisbar. Die obere Extremität und die Rumpfmuskulatur waren normal.

Völlige, schlaffe Lähmung beider Beine mit Verlust der Sehnenreflexe, die 8 Tage nach Beginn der Erkrankung ziemlich plötzlich aufgetreten war.

Nach 14 Tagen trat eine allmähliche Besserung im Befinden ein. Seit Mitte September ist die schwere Beinlähmung wieder verschwunden; das Kind kann wiederum laufen. Es ist nur beim Gehen höchstens etwas unbeholfen.

Die Patellar- und Achillessehnenreflexe sind beiderseits wieder auslösbar; keinerlei Sensibilitätsstörungen. Das Kind wurde mit kalten Einpackungen, Aspirin und Faradisation behandelt.

Über die genaueren Einzelheiten des Reparationsstadiums können wir ebenso wie über die Entwicklung der sekundären Muskelatrophien erst späterhin an anderer Stelle Mitteilung machen. Es sind ja seit Ausbruch der Epidemie in Hessen-Nassau und bis zum Erscheinen dieser Studie kaum 6 Monate verflossen. Selbst auf die prognostische Bedeutung der Störungen der elektrischen Erregbarkeit ist hier nur ein kurzer Hinweis möglich. Die bekannten Regeln der Elektrodiagnostik lassen hier nicht selten im Stich. Vielfach besteht ein ausgesprochenes Mißverhältnis zwischen Willensbewegung des Muskels und dem Verhalten seiner elektrischen Erregbarkeit. Die aktive Kontraktion ist oft viel leichter und besser, als es die elektrische Reaktion erwarten läßt. Auch nach vielwöchentlicher Dauer der Lähmung kann andererseits Entartungsreaktion noch fehlen. Wickman sagt mit Recht, daß die geläufigen Angaben über die diagnostische und prognostische Bedeutung der Veränderungen der elektrischen Erregbarkeit bei der frischen Poliomyelitis einer Revision bedürftig sind. Schon äußere Gründe und die Rücksicht auf die kleinen Patienten machten in den meisten Fällen bei uns eine frühzeitige und wiederholte elektrische Prüfung unmöglich. Auch die Trübung der Prognose durch die sekundären Contracturen und Gelenkveränderungen im Stadium der dauernden Lähmungen sowie durch die Prädisposition der früher an Poliomyelitis Erkrankten für atrophische spinale Lähmungszustände im späteren Alter ist zu beachten. Wir sahen erst jüngst einen der in der Literatur wiederholt beschriebenen Fälle, wo sich anscheinend auf dem Boden einer in der Kindheit erworbenen Poliomyelitis, vielleicht durch ein frühzeitiges Altern der vorher geschädigten Vorderhorngebiete, spinale fortschreitende Muskellähmungen entwickelten.

Im Einklang damit, daß innerhalb einer Provinz die einzelnen Gruppen eine gewisse Gleichartigkeit im Krankheitstypus zeigen können, schien auch die Prognose quoad vitam und selbst quoad sanationem je nach einzelnen Herden zu wechseln. Es kommen anscheinend bei der Heine-Medinschen Krankheit innerhalb der gleichen Provinz in derselben Weise wie innerhalb der einzelnen größeren Epidemien eine lokale Gutartigkeit und Bösartigkeit der Infektion vor.

Therapie.

Die Tatsache, daß wir das Virus der epidemischen Kinderlähmung noch nicht kennen, schließt keineswegs, wie das Beispiel der Lyssa und der Pocken lehrt, die Möglichkeit aus, ein spezifisches Schutzmittel dagegen zu finden. Nach allen bisherigen experimentellen Ergebnissen scheint dies aber nur auf dem Wege der prophylaktischen Immunisierung möglich. Tatsächlich ist diese Immunisierung bei Affen gelungen. Die epidemische Kinderlähmung bietet aber dafür im einzelnen Fall weit ungünstigere Verhältnisse als die in vieler Beziehung ihr ähnliche Lyssa. Bei der letzteren haben wir eine zeitlich und örtlich genau bekannte Infektion; bei der Kinderlähmung ist dies meist nicht der Fall. Die Lyssa hat ferner eine lange Inkubationsdauer, die eine rechtzeitige Immunisierung gestattet. Die Inkubationsdauer der Heine-Medinschen Krankheit ist andererseits nur kurz, und außerdem ist eine richtige Diagnose meist erst dann möglich, wenn schon Lähmungen vorhanden sind. Wenn aber die nervösen Zentren und Bahnen bereits geschädigt sind, so wird wohl jede Form spezifischer Behandlung, wie dies auch für die Lyssa gilt, gar nichts oder nur sehr wenig leisten. Vielleicht ist es aber in absehbarer Zeit möglich, bei bedrohlichen Epidemien wirksame und ungefährliche prophylaktische Schutzimpfungen namentlich jener Kinder, die im besonders gefährdeten Alter stehen, vorzunehmen.

Nach dem jetzigen Stand unseres Wissens müssen wir uns vorläufig mit allgemeinen prophylaktischen Maßnahmen und symptomatischen Behandlungsmethoden begnügen. Selbst für die Prophylaxe fehlen uns noch ausreichende ätiologische Unterlagen, und das, was wir epidemiologisch wissen, läßt alle gesetzlichen und ärztlichen Vorbeugungsmaßregeln ganz außerordentlich schwierig erscheinen. Wir selbst stehen auf dem Standpunkt, daß das kranke und wahrscheinlich nur im initialen Stadium infektiöse Kind das Leiden nur ausnahmsweise selbst direkt überträgt. Es spielen für die Weiterverbreitung scheinbar gesunde „Zwischenträger" die erste Rolle. Die übliche Isolierung des kranken Kindes im Familienhaus verspricht darum wenig Erfolg. Die Schwierigkeiten steigern sich noch dadurch, daß die abortiven Fälle hinsichtlich der Weiterverbreitung wahrscheinlich gefährlicher als die typischen und einer sicheren Diagnose kaum zugänglich sind.

Nicht nur die Prophylaxe, auch die dringende Notwendigkeit, unsere noch immer unzulänglichen epidemiologischen und selbst klinischen Kenntnisse über die Heine - Medinsche Krankheit zu erweitern, erfordert sicherlich die Aufnahme der Kinderlähmung unter die anzeigepflichtigen Infektionskrankheiten. Die Anzeigepflicht darf unseres Ermessens nicht nur für jene Gebiete, wo die Poliomyelitis in gefahrdrohender Weise auftritt, von Epidemie zu Epidemie angeordnet werden; sie muß ständig und allgemein sein. Wenn gesetzliche Maßnahmen überhaupt die Weiterverbreitung einer Infektionskrankheit verhindern können, so ist dies wohl am besten im ersten Beginn einer Epidemie möglich. Man sollte deshalb nicht mit der Anzeigepflicht bis zum größeren Umfang einer Epidemie warten. Außerdem wird es nur durch stete und allgemeine Anzeigepflicht der Heine - Medinschen Krankheit möglich sein, die wichtige Frage nach dem scheinbar sporadischen Vorkommen der Heine - Medinschen Krankheit auch in epidemiefreien Zeiten zu lösen. Die Heine - Medinsche Krankheit erlischt wohl niemals ganz, vereinzelte Fälle kommen in jeder Provinz gelegentlich vor. Über die epidemiologischen Schwankungen in solchen epidemiefreien Zeiten wissen wir jedoch noch gar nichts. Außerdem hat die stete Anzeigepflicht den Vorteil, die Aufmerksamkeit der behandelnden und beamteten Ärzte auf diese trotz ihrer relativen Seltenheit für Patienten und Familie, Gemeinde und Staat gefährliche Erkrankung rege zu halten. Es ist nicht nur das traurige Bild des dauernd Gelähmten; es kommen dazu die materiellen Verluste der Familie durch jahrelange und oft jahrzehntelange Behandlung der residuären Lähmungen und durch die besondere Fürsorge für die auch später im Erwerbsleben meist schwer geschädigten Kranken. Von allen ideellen Gesichtspunkten abgesehen, sind Gemeinde und Staat schon durch die Möglichkeit einer bedenklichen Zunahme — wenigstens in körperlicher Hinsicht — sozial minderwertiger oder gar unbrauchbarer Individuen, sowie durch den ungünstigen und jahrzehntelangen Einfluß jeder größeren Epidemie auf die Lasten der Kranken-, Armen- und Krüppelfürsorge an der rationellen Bekämpfung der Heine-Medinschen Krankheit außerordentlich interessiert. Trotz der relativ geringen Morbidität ist eben die Kinderlähmung in dieser Hinsicht mit Recht gefährlicher und gefürchteter als die meisten anderen Infektionskrankheiten; sie führt eben gern zu dauerndem Siechtum.

Neben der Anzeigepflicht verlangt die Prophylaxe noch die Isolierung der Kranken. Eine einigermaßen zuverlässige Absonderung gelingt jedoch fast nur im Krankenhaus; andererseits liegt im fieberhaften Stadium ein langer, schwieriger Transport kaum im Interesse der kleinen, meist hyperästhetischen Kinder. Ein Transport, z. B. im Eisenbahnabteil, ohne spätere Desinfektion des Transportmittels erhöht im Frühstadium zudem die Gefahr der Krankheitsverschleppung. Die Praxis verlangt deshalb meist, daß man sich darauf beschränkt, die Kranken, so gut es geht, im Familienhaus abzusondern, zumal die meisten Eltern der Überführung ihrer kranken Kinder in die Spitäler widerstrebten. Im Hinblick auf die indirekte Übertragung durch Zwischenträger hat man mit Recht überall geraten, die scheinbar gesunden Geschwister der kleinen Patienten vom Schulbesuch fernzuhalten. Auf dem Lande und in kleinen Städten darf man jedoch die Wirksamkeit einer solchen Anordnung nicht überschätzen. Die Kinder kommen dann zwar nicht in der Schule zusammen, aber um so mehr auf den Straßen und Spielplätzen. Man muß demgemäß darauf achten, daß die Geschwister erkrankter Patienten nicht oder nur möglichst wenig mit anderen gesunden Kindern in nähere Berührung kommen. Auch die Untersagung des Kirchenbesuches wird meist vergessen. Die Notwendigkeit, gemeinsame Impftermine ausfallen zu lassen, ist an anderer Stelle betont. Diese Verkehrsbeschränkungen müssen streng genommen auch für die erwachsenen Familienmitglieder Gültigkeit haben. Die epidemiologischen Forschungen lehren ja, daß scheinbar Gesunde und Erwachsene die Erkrankung weiterverbreiten können. Bei der erwerbstätigen Bevölkerung sind nun solche Verkehrsbeschränkungen derartig einschneidend, daß sie praktisch gar nicht durchzuführen sind. Die übertriebene Angst der Bevölkerung vor der Ansteckung hat außerdem in Hessen-Nassau wiederholt zu schweren materiellen Schädigungen der befallenen Familien geführt. Einzelne Gewerbetreibende mit offenen Geschäften wurden — teilweise sogar auf falsche Gerüchte hin — geradezu boykottiert. Das Recherchieren von Ortsbehörden durch uniformierte Polizeibeamte in befallenen Familien hat manchmal nicht nur die Unruhe der Bevölkerung verstärkt, sondern auch die schwersten geschäftlichen Schädigungen der befallenen Familien verursacht. Auf die Frage, wie lange die gesunden Geschwister die Schule nicht besuchen sollen, kann die Wissenschaft heutzutage eine Antwort noch nicht geben. In der Praxis ist aber in dieser Hinsicht ein einheitliches Vorgehen notwendig. Wir haben deshalb stets empfohlen, die Kinder 6 Wochen aus der Schule zu lassen, und die Desinfektion des Krankenzimmers, der Leib- und Bettwäsche sowie der sonstigen Gebrauchsgegenstände der Kranken kurz zuvor nach dem üblichen, für Infektionskrankheiten behördlich vorgeschriebenen Verfahren vornehmen zu lassen. Die Wohnungsdesinfektion mit Formaldehyddämpfen ist nach Römers Versuchen imstande, das Virus mit Sicherheit abzutöten. Der Vorsicht halber ist schon in dem Moment, wo die Diagnose eines ganz frischen Falles gesichert ist, eine Desinfektion der Entleerungen des Kranken, sowie seiner Bett- und Leibwäsche, des Geschirrs u. dgl. anzuordnen. Für die letzten Gegenstände genügt wohl vollkommen das kochende Wasser, da das Virus nach den experimentellen Untersuchungen schon durch Hitze von 60° abgetötet wird. Auch die pflegende Mutter soll mit solchen prophylaktischen Maßnahmen, die ganz allgemein im hygienischen Interesse liegen, nicht sparen. Es wird deshalb gut sein, wenn die pflegende Mutter, ehe sie sich wieder mit den anderen gesunden Kindern beschäftigt, Mahlzeiten u. dgl. bereitet, sich fleißig mit Seife und möglichst warmem Wasser säubert. Denn eine Isolierung dergestalt, daß auch die pflegende Person — das ist ja fast stets die Mutter — sich gleichzeitig von den übrigen Familienmitgliedern isoliert, ist aus räumlichen und sozialen Gründen meist nicht durchführbar. Die persönliche Prophylaxe der gesunden Hausbewohner kann im Hinblick auf die Eingangspforten des Virus vor allem in der Vermeidung von Diätfehlern, fleißigem Waschen der Hände und in sorgfältiger Mundpflege (Gurgeln) bestehen. Wer bei großen Epidemien besonders ängstlich ist, wird auch bei der raschen Abtötung des Virus durch Hitze den Genuß ungekochter Speisen und Getränke bei sich und vor allem bei den Kindern verhindern, sowie das Spielen der Kleinen auf dem Fuß- und Erdboden vermeiden (vgl. S. 44). Daß auch der Arzt eingedenk sein muß, als Zwischenträger in Betracht zu kommen, ist schon an anderer Stelle erwähnt.

Für die symptomatische Behandlung des Initialstadiums

gilt in erster Linie das „Nihil nocere". Jede therapeutische Vielgeschäftigkeit, jedes differente Mittel ist hier von Übel — von der Lumbalpunktion abgesehen, die durch Liquorverminderung und Druckentlastung bei rasch fortschreitenden Lähmungen und starker Schmerzhaftigkeit der Wirbelsäulenbewegung Ersprießliches leisten kann. Vollkommene körperliche und psychische Ruhe ist für die kleinen Patienten weitaus das beste; alles was zu stärkerer und häufigerer passiver Bewegung des Kindes führt, wie Bäder, Einwicklungen, Einreibungen u. dgl., schadet in den meisten Fällen mehr, als es nützt. Möglichst ruhige Lage im Bett, kühlende Umschläge auf den Kopf bei cerebralen und bulbären Erscheinungen, ein trockener warmer Umschlag auf den Leib bei gleichzeitigen Durchfällen, Regelung der Darmfunktion sind jene Verordnungen, auf die man sich am besten beschränkt. Eine besondere Mundpflege ist bei kleinen Kindern meist unnötig; sie kann sogar für die Umgebung gefährlich sein, weil das Virus anscheinend durch den Speichel ausgeschieden wird. Medikamentös verdienen bei frischer Poliomyelitis unseres Ermessens nur die Salicyl- und vor allem die Chininpräparate (ev. in Form der Chininschokoladetabletten) eine gewisse Beachtung. Innerlich gegeben wurde aber Aspirin vielfach erbrochen. Wir haben deshalb manchmal bei fehlenden Durchfällen Natr. salic. per rectum gegeben. Eine gleichzeitige Verstopfung wurde durch Einläufe bekämpft; bei den primären Durchfällen scheinen uns Adstringentien meist weniger zweckmäßig als kleine Kalomeldosen. Gegen die sensiblen Reizerscheinungen, die Hyperästhesie und Schmerzhaftigkeit der Wirbelsäulenbewegung nützen auch Einreibungen mit Chloroformöl u. dgl. nichts. Die Prozedur des Einreibens verstärkt noch eher die Schmerzen; auch Einreibungen von grauer Salbe und Credéscher Silbersalbe sowie Collargolinjektionen haben wohl wenig Wert. Selbst die orthopädische Behandlung des Frühstadiums, wie sie jüngst von Hohmann aus der Langeschen Klinik publiziert wurde, scheint uns nur ausnahmsweise indiziert. Nach Hohmann wurden in 2 Fällen von starker Hyperästhesie und schmerzhafter Wirbelsäulensteifigkeit Gipskorsetts angelegt, und zwar in ähnlicher Weise wie bei Spondylitis in leichter Lordosenhaltung, um die Wirbelsäule und damit das Rückenmark ruhig zu stellen. Meist ist die Hyperästhesie schon verschwunden, bis der Arzt gerufen und die Kinderlähmung erkannt wird. Außerdem pflegt sie nach wenigen Tagen meist von selbst zu verschwinden. Dies erschwert die Bewertung des therapeutischen Erfolges; ferner ist die Anlegung eines solchen Gipskorsetts eine Prozedur für die hyperästhetischen Kinder, die bei geringer technischer Übung nicht gerade schmerzlos ist, und schließlich bekämpft man die Hyperästhesie meist noch besser dadurch, daß man die Kinder möglichst in Ruhe läßt. Die Domäne der spezialistischen orthopädischen Behandlung bleibt im wesentlichen noch immer das Stadium der endgültigen Lähmungen; auch im Reparationsstadium ist therapeutische Beschränkung geboten. Viele Kinder in Hessen-Nassau mit schweren Lähmungen sind ohne jede differente Therapie vollkommen geheilt, und andere Lähmungen bleiben wiederum trotz jeder Therapie refraktär. Im Reparationsstadium empfehlen sich noch am meisten warme Bäder, eine milde Massage der gelähmten Glieder, z. B. in Form spirituöser Einreibungen, vorsichtiges Elektrisieren mit geringen Stromstärken und nicht zuletzt fleißige passive Bewegungen. Wenn man solche passiven Bewegungen in den paretischen Extremitäten nicht brüske und ohne Überdehnungen mehrmals täglich ausführen läßt, so vermeidet man am besten die sekundären Contracturen. Die häufige schon frühzeitige Spitzfußstellung der gelähmten Beine kann die Fernhaltung stärkeren Druckes durch das Deckbett und die Fixierung in mehr rechtwinkliger Stellung (etwa durch einen Heftpflasterstreifen) in der Zeit zwischen den passiven Bewegungen verlangen.

Selbst im Beginn des Reparationsstadiums ist jedem „Zuviel“ zu widerraten. Das entzündete Zentralnervensystem heilt am besten unter Ruhe. Man hält deshalb jeden Überschuß an sensiblen zufließenden Impulsen fern. Auch die stete Anspornung zu frühzeitigen aktiven Bewegungen ist zu vermeiden. Nach einigen Wochen benutzt man in schweren Fällen das warme Bad zu solchen Versuchen der ersten Willensbewegung, zumal die letzteren beim Warmhalten der gelähmten Glieder auch sonst leichter gelingen als beim längeren Abkühlen.

Die diätetische Behandlung ist im Reparationsstadium nicht zu vergessen. Bei einer erwachsenen Patientin trat in dieser Zeit eine ganz auffällige Abmagerung des ganzen Körpers auf; sie erinnerte an jene merkwürdige Gewichtsabnahme, die man trotz anscheinend genügender Nahrungszufuhr ohne erkennbare Störung der Magen- und Darmfunktion bei organischen Erkrankungen des

Zentralnervensystems beobachtet. Auch bei der letzten großen schlesischen Genickstarre-Epidemie haben wir wiederholt solche Fälle gesehen. In der erwähnten Eigenbeobachtung von Poliomyelitis war eine Mastkur im Reparationsstadium von sichtlichem Vorteil. Bemerkenswerterweise soll es auch eine „marantische Form" experimenteller Affenpoliomyelitis geben (Leiner und von Wiesner).

Medikamente muß man schon aus psycho-therapeutischen Gründen reichen. Man kann unter anderem auch Strychnin und Yohimbin versuchen, das uns von ärztlicher Seite empfohlen wurde.

Bei schweren Fällen von frischer Poliomyelitis mit bedrohlicher Ausbreitung der Lähmung nach oben widerstrebt die empfohlene Passivität dem ärztlichen Empfinden. Tatsächlich scheint hier, wie schon erwähnt, die Lumbalpunktion günstig zu wirken. Man versucht dann gleichzeitig diaphoretische Maßnahmen, wie warme Bäder und Umschläge, Strychnininjektionen, Blutentziehungen am Rücken und im Nacken durch Blutegel und Schröpfköpfe und ähnliches. In einem letalen Fall mit schweren Bulbärstörungen und hohem Lumbaldruck wurde in der hiesigen med. Klinik auch die Hirnpunktion versucht. Sie hatte tatsächlich Erfolg, aber leider nur einen flüchtigen.

Ein Hinweis auf die therapeutischen Maßnahmen im Endstadium der Poliomyelitis liegt nicht mehr im Rahmen dieser Studie. In derselben Weise, wie wir beim Ausbruch der Epidemie durch ein Rundschreiben an die Ärzte unserer Provinz unter Hinweis auf die vielgestaltigen Initialerscheinungen der Poliomyelitis die Wichtigkeit eines klinisch-diagnostischen und epidemiologischen Studiums der Fälle betonten, halten wir es jetzt für unsere Pflicht, durch ein weiteres Rundschreiben auf die Erfolge einer sachgemäßen orthopädischen Behandlung der dauernden Lähmungen hinzuweisen und die Herren Kollegen zu bitten, das gleiche Material möglichst unserer Universität zu therapeutischen Studien zugänglich zu machen. Durch die stete Kontrolle unserer Kranken mit jetzt noch bestehenden Lähmungen wird es nicht nur gelingen, das Studium der Rückbildungsprozesse zu ermöglichen, sondern auch jenen Zeitpunkt am besten zu erkennen, wo bei irreperablen Lähmungen eine orthopädisch-chirurgische Behandlung einsetzen soll.

Additional information of this book

(Die spinale Kinderlahmung; 978-3-642-50611-6_OSFO) is provided:

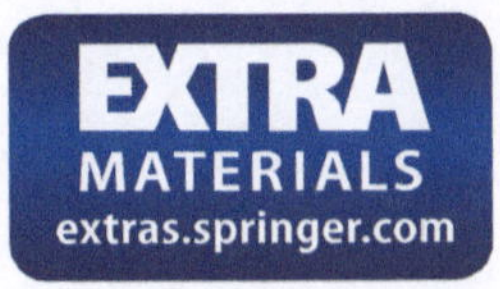

http://Extras.Springer.com